T0129891

Ratgeber Zahngesundheit

Alexander Glück

Ratgeber Zahn- gesundheit

Wie Sie Ihre Zähne lange gesund erhalten

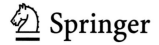 Springer

Alexander Glück
Hollabrunn, Niederösterreich, Österreich

ISBN 978-3-662-61869-1   ISBN 978-3-662-61870-7   (eBook)
https://doi.org/10.1007/978-3-662-61870-7

Die Deutsche Nationalbibliothek verzeichnet diese Publikation in der Deutschen Nationalbibliografie;
detaillierte bibliografische Daten sind im Internet über ▶ http://dnb.d-nb.de abrufbar.

Fotonachweis Umschlag: © Syda Productions/stock.adobe.com (Symbolbild mit Fotomodell)

Planung/Lektorat: Diana Kraplow
Springer ist ein Imprint der eingetragenen Gesellschaft Springer-Verlag GmbH, DE und ist ein Teil von
Springer Nature.
Die Anschrift der Gesellschaft ist: Heidelberger Platz 3, 14197 Berlin, Germany

Wer tut, was er kann, tut, was er soll
(wallonisches Sprichwort)

Geleitwort

Von Dr. Viviane Österreicher MSc., Zahnärztin und Kieferorthopädin

Als Kind war meine erste Begegnung mit dem Zahnarzt nur mäßig angenehm. Es gab keine Begrüßung, stattdessen bekam ich wortlos eine Spritze, ein Loch in einem Milchzahn musste mit Amalgam gefüllt werden. Wie ich in meiner späteren beruflichen Laufbahn erfahren sollte, war dieses Vorgehen noch einigermaßen bemüht. Die meisten Zahnärzte haben damals auf Lokalanästhetika verzichtet und Milchzähne erst dann behandelt, wenn sie schmerzten, akut entzündet waren und extrahiert werden mussten. Solche traumatischen Erlebnisse haben viele Kinder von damals zu Zahnarzt-Phobikern von heute werden lassen. Zahnarztangst hat häufig einen dramatischen Teufelskreis zur Folge: dieser Mensch meidet den Zahnarztbesuch, bis er unerträgliche Schmerzen hat. Diese Zustände sind meist durch akute Entzündungen bedingt. Ein akut entzündeter Zahn wiederum ist sehr schwer zu anästhesieren, die Behandlung wird trotz aller Bemühungen für alle Seiten sehr unangenehm. Alle vorherigen Befürchtungen des Angstpatienten werden dann leider mit einer solchen negativen Erfahrung bestätigt.

Und damit komme ich auch schon auf den Punkt, der mir in meiner täglichen Arbeit am meisten Freude bereitet: Kinder für den Zahnarztbesuch zu begeistern. Das gelingt durch liebevollen und spielerischen Umgang mit den kleinen Patienten. Die staunenden Eltern berichten beim darauffolgenden Termin häufig von der Vorfreude ihrer Kinder auf den Zahnarzt. Das ist der schönste Lohn für meine Arbeit.

Auch sind es die Eltern, die mich oft nach den für sie und für die Kinder geeigneten Zahnpflegeprodukten fragen. Eine der wenigen Informationsquellen ist die Werbung, welche aber vor allem ein Ziel verfolgt: den Konsum anzukurbeln. Objektive Informationen bekommt man freilich beim Zahnarzt seines Vertrauens, allerdings ist hier meist die Zeit zu knapp für lange Erklärungen. Darum freue ich mich, dass hier ein Buch entstanden ist, das – für den Laien verständlich dargestellt – einen profunden Einblick über konventionelle sowie über alternative Zahnpflegeprodukte bietet, ohne dabei die Schulmedizin oder wissenschaftliche Tatsachen außer Acht zu lassen.

Einer der großen Mythen der Zahnpflege, auf den ich in meinem Alltag als Kinderzahnärztin häufig angesprochen werde, ist die potenzielle Gefährlichkeit von Fluorid. Leider kursieren auf zahlreichen Webseiten moderne Märchen und Verschwörungstheorien, wonach Fluorid unsere Kinder verdummen und Flecken auf den Zähnen entstehen lässt. Liest man in wissenschaftlichen Studien nach, so ist der Nutzen des Fluorids wiederholt klar bewiesen worden. Es hat in den Konzentrationen, in denen es in der Zahncreme eingesetzt wird, einen wertvollen karieshemmenden und schmelzstärkenden Effekt. Durch unsere zuckerreichen Ernährung, der unsere Zähne Tag für Tag ausgesetzt sind, wäre es ohne Fluoridzusatz in der Zahncreme kaum möglich, die Zähne kariesfrei zu halten.

Ein weiterer großartiger Aspekt dieses Buches ist der Appell an die Eigenverantwortung der Patienten. Denn der Erhalt der Zahngesundheit steht und fällt mit dem Verhalten des Menschen, dem diese Zähne gehören. Abgesehen von seiner genetischen Prädisposition kann jeder sein Kariesrisiko selbst steuern: zum einen mit der Ernährung (Reduktion von Zucker) und zum anderen mit einer gewissenhaften Zahnpflege.

Die Vorbeugung von dentalen Erkrankungen beginnt beim mündigen Patienten und wird idealerweise in der gut strukturierten zahnärztlichen Ordination fortgeführt. Regelmäßige Mundhygienesitzungen, bei denen das gesamte Gebiss von Ablagerungen wie Plaque und Zahnstein befreit wird, sind ein gutes Beispiel für sinnvolle Prophylaxe. Ein weiterer zentraler Aspekt ist die Vermittlung der richtigen Zahnputztechniken. Leider wissen noch immer nicht alle Patienten, wie Zahnseide richtig und effizient eingesetzt wird. Eine korrekte Reinigung der Zahnzwischenräume ist ohne Zahnseide oder Zwischenraumbürstchen leider nicht möglich, auch wenn die Werbung von diversen Mundspüllösungen oder von besonders klugen Zahnbürsten uns das Gegenteil vermitteln möchte. Was die Werbung uns hier suggeriert, möchten wir gerne glauben: dass man sich den – zugegeben anfangs mühsamen – Gebrauch von Zahnseide sparen kann.

Vorbeugung ist besser als Heilung, das hat die Gesundheitspolitik mittlerweile glücklicherweise erkannt. Bis vor 2 Jahren war das Leistungsspektrum der Krankenkasse rein auf Reparaturen beschränkt, nun wurde mit der Einführung der „Gratismundhygiene" für Jugendliche eine erste Prophylaxemaßnahme auf Kassenkosten ins Leben gerufen. Wünschenswert wäre es, die Mundhygiene auch für Erwachsene seitens der Krankenkassen zu unterstützen. Regelmäßige professionelle Zahnreinigungen sind eine wirksame Therapie um ein Fortschreiten der Parodontitis zu verhindern. Es gibt zahlreichen Untersuchungen, welche den Zusammenhang zwischen Erkrankungen des Kauorgans und des übrigen Körpers belegen. So kann die Parodontitis unter anderem die Entwicklung eines Diabetes mellitus verstärken sowie das Risiko einer Frühgeburt oder eines Herzinfarktes erhöhen. Die Krankenkassen könnten also durch gezieltes Anbieten von Prophylaxeleistungen nicht nur einen wertvollen Beitrag für die Gesundheit ihrer Klienten leisten, sondern auch in anderen medizinischen Bereichen Geld einsparen.

Denn – wie heißt es so schön? „Gesund beginnt im Mund."

Vorwort

Der September ist der „Monat der Zahngesundheit", in dem Apotheken durch besondere Aktionen auf die Wichtigkeit gesunder Zähne aufmerksam machen, vor allem durch die kostenlose Abgabe von Zahnfärbetabletten. Aber weil die Krankheitserreger jeden Monat als „Monat der Karieserkrankung" feiern, wenn man sie nicht davon abhält, ist der Gedanke, dieses Thema genau wie die Themen Sonnenbrand und Erkältung nur einmal im Jahr zu spielen, ziemlich unsinnig. Eigentlich sollte Zahngesundheit ein Dauerthema sein, denn sie ist für den Menschen von besonderer Bedeutung: Gesunde Zähne sind ein wichtiger Schlüssel für die Gesundheit des ganzen Menschen, vielleicht sogar der wichtigste. Der Zusammenhang zwischen Zahnerkrankungen und Körperleiden wurde in den letzten Jahren immer besser erforscht. Nicht selten sind die Zähne ursächlich mitbeteiligt, wenn unklare Beschwerden auftreten oder Therapien nicht anschlagen. „Gesund beginnt im Mund" ist daher keine leere Redensart, sondern hat einen wahren Kern.

Gesunde Zähne sind jedoch auch für sich genommen erstrebenswert, denn sie stehen für mehr Lebensqualität, Attraktivität und Selbstbewusstsein. Obwohl jeder Mensch in seiner Kindheit und Jugend einwandfreie Zähne mit auf den Weg bekommt, sehen die Gebisse der Menschen schon nach wenigen Jahren sehr unterschiedlich aus: Schlechte Zahnpflege, unzureichende Mundhygiene, falsche Ernährung, aber auch eine genetische Disposition führen zu einer rapiden Verschlechterung des Zahnmaterials. Das beginnt schon in der frühen Kindheit. Wenn bereits die Milchzähne Karies bekommen, so werden die nachfolgenden Zähne schon während ihrer Entwicklung geschädigt. Die eigenen, bleibenden Zähne bekommt man jedoch nur einmal und hat sie dann für immer. Was an ihnen beschädigt wird oder sich über die Jahre abnutzt, ist unersetzbar verloren. Andererseits werden auch Milchzähne von Kindern kariös, bei denen die Eltern sehr gewissenhaft auf die richtige Zahnpflege achten. Verantwortlich ist ein Ursachendreieck mit den Eckpunkten Speichelzusammensetzung, Ernährung und Mundflora. Es spielt auch eine Rolle, was uns unsere Vorfahren an Zähnen mitgegeben haben.

An der Tatsache, dass unsere Zähne ein (besseres oder schlechteres) Erbe sind, das über die Jahrzehnte der immer weiter verlängerten Lebenserwartung hinweg abgenutzt und abgebaut wird, ändert auch die moderne, professionalisierte Zahnmedizin nichts. Sie füllt Löcher, schließt Lücken und kann so manches Verlorene ersetzen. Aber sie kann nicht den ursprünglichen, gesunden und natürlichen Zahn wiederherstellen. Gleichwohl sind ihre Leistungen, gerade auf den Gebieten der Kieferorthopädie, der Implantologie und der Prothetik, enorm: Hierdurch kann sie Menschen mit Zahnfehlstellungen oder Zahnverlust sehr viel von dem zurückgeben, was das Leben mit einwandfreiem Gebiss ausmacht. Manches davon kostet einiges. Dagegen ist die kassenärztliche Zahnmedizin in ihrem heutigen Zuschnitt nicht mehr und nicht weniger als ein Reparaturbetrieb. Das behaupten zumindest die Autoren kritischer Patientenbücher mit reißerischen Titeln. Ihre steile These: Der Zahnarzt tut nichts für die Vorsorge, weil er daran nichts verdient. Doch seltsam – wenn man seinen Zahnarzt um Rat fragt, wird man immer kompetente Auskunft erhalten, denn auch das Beratungsgespräch ist eine Kassenleistung. Auch die in den Wartezimmern ausliegenden Broschüren belegen eindeutig, dass auch die Prophylaxe zum Leistungsangebot aller Zahnärzte gehört. Der Zahnarzt wird auch immer bei der Wahl der richtigen Behandlungsmethode helfen können, immerhin hat er ein Universitätsstudium und oft auch ein Forschungsdoktorat absolviert, Fortbildungen besucht, Zertifikate erworben und über Jahre hinweg laufend praktische Erfahrungen gesammelt. Auch Kassenzahnärzte kennen sich mit Ihren Zähnen sehr gut aus. Das Problem ist nur, dass sie unter Zeit- und Kostendruck stehen.

Für Vorsorge und Krankheitsvermeidung kann der Zahnarzt innerhalb unseres Kassensystems also nicht besonders viel tun. Der Grund dafür liegt tatsächlich darin, dass er diese Leistungen nicht abrechnen kann, denn die Kassen zahlen praktisch nur für die konkrete Behandlung, also Reparatur. Besser wäre es jedoch, wenn der Patient eine ergänzende kompetente Anlaufstelle hätte, wo er erklärt bekommt, wie er seine gesunden Zähne gesund erhalten kann und ob es für seine Zahnerkrankung eine minimal-invasive Alternative zu Bohrer und Füllung gibt, und zwar nicht allein auf den zahnärztlichen Wirkstoffkanon beschränkt. Denn erstens entwickelt sich innerhalb der Zahnheilkunde tatsächlich gerade eine neue Anschauung der Zahnerkrankungen, bei der auch gravierendere Schäden ziemlich erfolgreich behandelt werden, ohne dass dafür das übliche Procedere mit Sonde, Bohrer und Füllung notwendig ist. Zweitens wissen Fachleute, auch wenn sie keine zahnmedizinische Ausbildung haben, über Krankheitsfaktoren, Phytotherapie und Nahrungsergänzungsmittel durchaus besser Bescheid als Zahnärzte, und sie sind es gewohnt, bei Erkrankungen eher den ganzen Menschen in den Blick zu nehmen als nur eine abgegrenzte Körperregion. Darin liegt ein noch weitgehend unentdeckter Markt: Die minimal-invasive Versorgung von Zahnläsionen ohne operative Eingriffe, allein durch Arzneimittel und andere Produkte, ist einer der großen Zukunftstrends auf diesem Gebiet. Und sie erhöht die Nachfrage nach hochwertiger Beratung sowie nach guten pharmazeutischen Produkten. Daraus ergeben sich für einige Berufsgruppen unmittelbare Chancen, sofern das Thema professionell angefasst wird. Hier wächst ein dentalpharmazeutischer Markt, denn das Interesse der Menschen an ihrer Zahngesundheit nimmt von Jahr zu Jahr zu.

Der minimal-invasive Behandlungsansatz setzt, genauso wie eine funktionierende Verhütung von Karies und Zahnfleischproblemen, eine hohe Eigenverantwortlichkeit des Patienten voraus, der zum Beispiel bereit sein muss, Zucker und säurehaltige Getränke aus seiner Ernährung auszuschließen. Unser zahnärztliches Reparatursystem hat auch sehr viel damit zu tun, dass die meisten Menschen nicht bereit sind, ihre Lebensgewohnheiten zu ändern (was übrigens auch einige andere Bereiche der Medizin betrifft). Außerdem wird die Entscheidung, einen Zahn zu erhalten oder durch Implantat und Krone zu ersetzen, meistens allein auf der Basis von Kostenerwägungen getroffen, dabei spielen auch einige andere Aspekte wie z. B. eine bestehende Entzündung oder der künftige Behandlungsaufwand eine nicht unwesentliche Rolle.

Verkürzt und etwas plakativ könnte man also sagen: Wegen der Krankheit geht man zum Arzt, wegen der Gesundheit in die Apotheke. Sie ist traditionell der Ort der Beratung und der Gesunderhaltung, sie weiß Rat, wenn es um das Auskurieren geringfügiger Angelegenheiten geht, und sie kann helfen, wenn der Patient die Zusammenhänge seiner Krankheit oder Gesundheit besser verstehen möchte. Im Bereich der Zahngesundheit können Apotheken also genau die Lücke füllen, die beim Zahnarzt in der Regel offen bleibt: Sie können in Richtung einer effektiven Vorsorge beraten, die tatsächlich die eine oder andere Zahnreparatur vermeiden kann. Besser gesagt: Sie könnten – denn nur wenige von ihnen haben diesen Bedarf erkannt.

Damit ist natürlich nicht gemeint, den Patienten zur Selbstbehandlung anzuleiten oder ihn vom regelmäßigen Zahnarztbesuch abzuhalten. Wer ernsthaft krank ist, gehört zum Arzt. Ebenso einleuchtend ist aber auch, dass Zahnerkrankungen nicht einfach so vom Himmel fallen, sondern dass sie normalerweise die Folge mangelhafter oder falscher Zahnpflege sind. Genau hier kann gute Beratung ansetzen und so dazu beitragen, dass Reparaturen gar nicht erst nötig werden.

Alexander Glück

Danksagung

Ich bin Frau Dr. Viviane Österreicher dankbar für ihre Einschätzung meiner Arbeit, für wichtige Berichtigungen und Ergänzungen sowie für das sonnige Arbeitsgespräch. Dr. Rainer Mohr verdanke ich die Gewissheit, dass dieses Buch nur so und nicht anders werden sollte.

Ich danke Heike und unserem Sohn Laurin für unser schönes Familienleben, ohne das es dieses Buch nicht gäbe. Meine guten Zähne und das Bewusstsein, dass man dafür etwas tun muss, verdanke ich meiner Mutter.

Über das Buch

Dieses Buch versetzt jeden, der sich um seine Zähne kümmert, in die Lage, seine persönliche Vorsorge in Sachen Zahngesundheit zu verbessern und die für ihn richtige Zahnpflege zu finden. Es erklärt den gesunden und den kranken Zahn und beschreibt die Prophylaxe- und Behandlungsmethoden des Zahnarztes. Dessen kompetenten Rat will es keineswegs ersetzen, kann aber dazu beitragen, dass Patienten künftig bessere Zähne haben und nicht mehr so oft den Bohrer sehen. Das Buch macht mit den wichtigsten Vorgängen im und am Zahn vertraut und führt in die häufigsten Erkrankungen und ihre Behandlung ein, es erklärt die Möglichkeiten heutiger Mundhygiene und Zahnpflege und unterstützt bei der Orientierung über die passende Behandlungsform.

Es bezieht seinen Anwendungswert aus der Tatsache, dass es nicht von einem Zahnarzt oder von der Werbeabteilung eines Herstellers zusammengestellt wurde, sondern von einem derjenigen, um die sich in der Zahnmedizin alles dreht: von einem erfahrenen Patienten, diesseits des Bohrers genau wie Sie. Hätten Sie gedacht, dass Sie sich für ein paar Euro einen hochwirksamen Fluoridlack aus Indien schicken lassen können, mit dem dort vieltausendfach Bohrer und Füllung vermieden werden? Und wussten Sie, dass man seinen Jahresbedarf an Chlorhexidin-Lösung in Ungarns Apotheken einfach so und zudem sehr preiswert kaufen kann, ohne dass man Sie mit der Frage belästigt, was Sie damit vorhaben? Aus diesem Buch erfahren Sie es – klipp und klar, mit Vor- und Nachteilen sowie, falls angebracht, mit wichtigen Hinweisen und in Einzelfällen auch Warnungen.

In diesem Ratgeber zur Zahngesundheit werden Produkte beschrieben. Dabei werden auch einige Markenprodukte ausführlich vorgestellt. Es handelt sich hierbei um Produkte, die von den Herstellerfirmen für Testzwecke zur Verfügung gestellt oder die vom Verfasser aus Gründen der besseren Veranschaulichung ausgewählt wurden. Die Vorstellung dieser Produkte bedeutet nicht, dass nur diese Produkte zu empfehlen oder anderen vorzuziehen wären. Es handelt sich auch nicht um entgeltliche Einschaltungen. Diese Produkte vertreten und illustrieren beispielhaft ihre jeweilige Gruppe, selbstverständlich kann man sich ebenso gut für ein anderes Produkt entscheiden.

Patienten, die den Zustand ihrer Zähne reflektieren, wollen wissen, ob ihre Zahnpflege gut ist oder ob sich Erkrankungen und Schäden entwickeln. Kein Patient wird ernsthaft den Blick in den eigenen Mund als Ersatz für die Untersuchung durch den Zahnarzt ansehen, zumal nur der Arzt Diagnosen stellen kann. Ebenso wenig sind erweiterte Hygiene- und Prophylaxemaßnahmen einer ärztlichen Zahnbehandlung ebenbürtig.

Dennoch beginnt die Gesundheitsversorgung der Zähne schon mit dem Zähneputzen und erfolgt weitgehend durch den Patienten selbst. Die Apotheke kann dafür viele sehr sinnvolle Produkte bereitstellen. Die Grenze, ab wann der Zahnarzt hinzuzuziehen ist, kann vom Patienten gelegentlich übersehen werden. Zu einer verantwortungsbewussten Selbstbeurteilung und übergangsweisen Selbstbehandlung gehört stets die Kenntnis dieser Grenze, auf die in diesem Buch jeweils genau hingewiesen wird. Kein einziges Produkt macht den regelmäßigen Zahnarztbesuch (zweimal pro Jahr) überflüssig!

Inhaltsverzeichnis

Über den Autor

Alexander Glück

kam 1969 zur Welt und arbeitet als freier Publizist. Obwohl mit sehr guten Zähnen ausgestattet, erlebte er durch 22 Jahre mit zwei gegenüberliegenden Seitenzähnen zeitversetzt die Höhen und Tiefen des nach Pulpitis abgestorbenen Zahns: Alle Behandlungsschritte von der Wurzelkanalbehandlung über die Abszessbehandlung und Wurzelspitzenresektion bis hin zum Setzen moderner Implantate und Überkronung mit Zirkoniumdioxid (Vollkeramik) sind ihm aus Patientensicht bestens vertraut. Sein Fazit: Wir müssen dankbar sein für die Möglichkeiten der modernen Zahnmedizin, wir müssen aber unsere Möglichkeiten, gesunde Zähne gesund zu erhalten, besser ausschöpfen, möglichst ergebnisorientiert und ideologiefrei. Im Zentrum steht dabei der aufgeklärte Patient, denn er ist es, der über Wohl und Wehe seiner Zähne entscheidet – durch seine Ernährungs- und Lebensweise, aber auch bei der Frage, ob der Zahnarzt diese oder jene Behandlung durchführen soll. Diese Eigenverantwortung des Patienten ist es letztlich auch, die den Ärzten die Sorge nimmt, dass Patienten trotz bestmöglicher Beratung und Behandlung hinterher unzufrieden sind.

Einleitung: Zahngesundheit und Vorsorge – mehr als nur dreimal täglich Zähneputzen

A. Glück, *Ratgeber Zahngesundheit*, https://doi.org/10.1007/978-3-662-61870-7_1

1

Die bunte Produktwelt der Zahnpflege-produkte, die uns aus den Regalen der Supermärkte und Drogeriemärkte ent-gegenstrahlt, erweckt den Eindruck, mit der „richtigen" Zahncreme und etwas Mundspülung wäre es bereits getan. Wenn dem so wäre, gäbe es nicht einen derart ausufernden Markt immer neuer Tuben, Bürsten, Lösungen, Zahnseiden und all der anderen Dinge, die man sich für gesündere Zähne kaufen soll – darunter auch exotische, archaische, vegane, ayurvedische, naturheilkundliche, anthroposophische oder einfach nur den Gehirnen der Werbe-fachleute entsprungene Pflegemittel, deren Versprechungen weit mehr die Gefühle ansprechen sollen als dass sie wissenschaft-lich haltbar wären – so etwa Holzkohle, mit der die Zähne weiß werden sollen, oder das Siwakholz orientalischer Nomaden, dessen Fluoridgehalt eher eine homöopathische Betrachtung rechtfertigt. Die schiere Masse dieser Zahnpflegeprodukte täuscht leicht darüber hinweg, dass der Schlüssel zur Zahngesundheit beim Patienten selbst liegt, vor allem bei seiner Ernährung und seinem Umgang mit den eigenen Zähnen. Die Zuständigkeit für gesunde Zähne an Zahnbürsten, Zahncremes und Spülungen abzugeben, bedeutet immer auch Ver-antwortungsverweigerung. Werden die Zähne trotz dieser bunten Mittel krank, dann – so meint man leicht – lag es nicht an einem selbst, sondern an zuwenig Fluor, zu weichen Borsten oder falschen Wirk-stoffformeln – eine ebenso falsche wie trügerische Annahme.

Ein besonders eindrucksvolles Beispiel für falsche Werbeversprechen und unnütze Innovationen ist die Pleitegeschichte der österreichischen Wunderzahnbürste „Amabrush" (übersetzt: „Ich bin eine Bürste"). Im Jahr 2014 kam ein Wiener BWL-Absolvent auf den Gedanken, das Zähneputzen von einer Maschine erledigen zu lassen – wohlgemerkt zu einer Zeit, die bereits mit elektrischen Zahnbürsten ver-schiedenster Art überreich gesegnet war.

2017 gründete er mit der Idee eine Firma. Seine vollautomatische Zahnputzmaschine sollte alle Zähne gleichzeitig putzen, in nur zehn Sekunden. Dafür entwickelte er eine mit Borsten besetzte Beißschiene aus Silikon, die über ein Handteil in Vibration versetzt werden sollte. Systembedingte Nachteile finden sich reichlich: Die Schiene hält nur einige Monate. Der Akku hält nur einige Jahre und konnte nicht ausgetauscht werden. Die Technik war komplex und damit störungsanfällig. Und das Ding konnte zwar summen, aber nicht putzen. Der einzige Vorteil dieser Erfindung sollte die Zeitersparnis sein. Und genau hier lag auch der Denkfehler.

Jedenfalls stellte er seine Idee in ein-schlägigen Fernsehshows vor und warb auf Crowdfunding-Plattformen Gelder ein – mit größtem Erfolg. Statt der gewünschten 50.000 Euro gingen über 2,5 Mio. ein. Die Unterstützer rannten ihm sozusagen die Tür ein, plötzlich verfügte er über einen riesigen Etat und nahm die Märkte Europas und der USA in den Blick. Aber die Fertigung der Geräte verzögerte sich. Sie verzögerte sich nicht nur, weil es nun um viel größere Produktionszahlen ging, sondern auch, weil nun noch weitergehende Ideen mit ein-gebaut werden sollten, also etwa eine Blue-tooth-Steuerung per App und verschiedene Putzprogramme. Als schließlich nach zwei Jahren die ersten Geräte ausgeliefert wurden, begann bei den Unterstützern der Katzenjammer, denn die Geräte wichen inzwischen erheblich von der ursprüng-lichen Gestaltung ab. Und nebenbei putzten sie überhaupt nicht. Hinzu kam, dass die nicht gerade billige Aufbiss-Bürste als Weg-werfprodukt konzipiert war – man konnte sie nicht reparieren. Benutzerkommentare lasen sich überwiegend so: „Quasi keiner-lei Reinigungsleistung" – „Ich habe mit Plaque-Tabletten überprüft, ob meine Zähne gereinigt werden. Das werden sie nicht." – „Selbst wenn man sie 60 Sekunden im Power Mode verwendet, hat man keine effektive Zahnreinigung." – „Gravierend verändertes Produkt, dem zugesicherte Produkteigenschaften fehlen." – „Eine totale Enttäuschung. Es kommt nur aus 4 Düsen Zahncreme, die gar nicht schäumt. Die Bürsten vibrieren gar nicht. Das Putzergebnis ist gleich Null." Auch von Expertenseite gab es deutliche Kritik.

Nachdem ein Verbraucherschutzverein Strafanzeige erstattet hatte, sprangen mögliche Investoren ab, schließlich ging die Firma in die Insolvenz, den Gläubigern (mit einem Rückstand von mehr als 4 Mio. Euro) wurden 20 % Quote angeboten.

Das Versprechen der Zeitersparnis trug zum Untergang des Produkts bei. Denn obwohl die Putzdauer lediglich zehn Sekunden betragen sollte, würde jeder Zahn achtmal so lange geputzt werden wie sonst. Teilt man die Regelputzzeit von 120 s auf 32 Zähne auf, bekommt zwar jeder Zahn davon 3,75 s ab. Die Amabrush sollte zehn Sekunden lang putzen und dabei jeden Zahn erreichen. Das entspricht einer Verlängerung der Putzdauer für den einzelnen Zahn auf den Faktor 2 2/3, also nicht einmal einer Verdreifachung. Die Entwickler rechnen das aber auf die einzelne Zahnfläche um, also 1,25 s pro Zahnfläche bei der normalen Reinigung und zehn Sekunden mit dem neuen Gerät. Dabei bleibt unberücksichtigt, dass nahezu jeder längliche Bürstenkopf einer herkömmlichen Zahnbürste zwei benachbarte Zahnflächen erreicht und dass bei den hintersten Zähnen nicht nur drei, sondern vier Flächen geputzt werden und bei den Schneidezähnen ebenfalls nicht drei, sondern nur zwei. Dennoch reichte die Putzleistung für eine ausreichende Zahnreinigung nicht aus. Möglicherweise kommt man zu einem besseren Ergebnis, wenn Ultraschall eingesetzt wird. Der grundlegende Denkfehler liegt jedoch in der Annahme, den Zeitaufwand überhaupt verkürzen zu müssen. Dadurch wird das Zähneputzen als ein notwendiges Übel dargestellt, das man möglichst rasch und unkompliziert erledigen

könnte. Diese Ansicht ist legitim, aber wer Amabrush unterstützte, tat dies nur aus dieser Einstellung heraus. Und die verlangt zwingend einen Reinigungserfolg, der eben auch nach zehn Sekunden nachprüfbar hochklassig ist. Das war aber technisch mit diesem Ding nicht zu machen.

Die Entwicklung der Zahnbürste ist ein langwieriger Vorgang, an dem sehr viele Menschen beteiligt waren und der dadurch zu einem kaum noch verbesserungsfähigen Ergebnis geführt hat. Dadurch wurden, ähnlich wie in einer Evolution, Fehler behoben und sinnvolle Verbesserungen beibehalten. Das Ergebnis ist inzwischen in vieler Hinsicht kaum noch verbesserungsfähig. Das Produktangebot zeichnet sich außerdem durch enorme Vielfalt aus, die dafür sorgt, dass jeder „seine" Zahnbürste finden kann.

Eine grundstürzende Totalinnovation, noch dazu für eine einzige Kiefergröße ausgelegt, kämpft gegen das bereits vorhandene Zweckmäßige und gegen die Gewohnheiten von Millionen Benutzern an. Obwohl das nahezu unmöglich ist, gibt es nun im Onlinehandel haufenweise ähnlich gestaltete Amabrush-Klone, die deutlich billiger sind als der gescheiterte Vorgänger, teilweise auch mit Ultraschalltechnik ausgestattet sind und ebenfalls negative Bewertungen bekommen haben. Denn die gestalterische Idee trifft natürlich auf die Nachfrage derjenigen, denen für eine gründliche Zahnreinigung schon zwei Minuten zuviel sind. Genau diese Zielgruppe war auch immer der Markt für die Anbieter von Wundermitteln aller Art. Letztlich ist auch das ein Beispiel für erfolglose Verantwortungsverschiebung.

Überhaupt hat es der Endverbraucher mit seiner Suche nach dem Besten für seine Zähne gar nicht leicht. Erstens weiß er nicht, ob er von einem guten Zahnarzt behandelt wird. Und wenn der Zahnarzt gut ist, sagt das noch nicht viel darüber aus, ob Arzt und Patient auf derselben Wellenlänge liegen, ob der Patient mit

1

den Behandlungsvorschlägen einverstanden ist und die Behandlung mitträgt. Zweitens haben die meisten Patienten keinen Durchblick über die Zusammenhänge von Ernährung, Zahnpflege und Erkrankungen, sie sind also nicht in der Lage, selbst die richtigen Maßnahmen zu finden und lassen sich daher von den Versprechungen aus den Werbeabteilungen der Unternehmen leiten – oder verleiten. Drittens regiert der billigere Preis und höherwertige Produkte und Behandlungsformen brauchen gute Argumente. Oft sucht man sich etwas ähnliches woanders billiger, sei es in Tschechien oder sonst wo, inzwischen kommt der fertige Zahnersatz mit der Post aus Fernost. Man kann damit Glück haben, aber Zahngesundheit ist kein Roulette, hier wäre auch der Einsatz zu hoch. In unserer Zeit, in der scheinbar alles messbar, vergleichbar und austauschbar geworden ist, fehlt vielen Menschen das Verständnis für die Einzigartigkeit individueller Behandlung. Das wäre kein Problem, wenn diesen Gruppen ihr eigenes Orientierungsdefizit bewußt wäre. In Wirklichkeit paart sich aber Unkenntnis mit einer sehr sportlichen Selbstüberschätzung, weil man ja alle offenen Fragen auch mit Dr. Google klären kann. Und so kommt es, dass Überzeugte unabbringlich auf Aktivkohle in Zahncremes schwören, obwohl ihnen gar nicht bekannt ist, auf welch schädliche Weise eine solche Zahncreme die Zähne heller macht.

Die Werbewirtschaft hat in diesem Bereich ziemlich viel Unheil gestiftet, und das schon lange. In den USA wurde in den zwanziger Jahren allein durch die breit angelegte Werbekampagne für die Zahncreme Pepsodent zwar das regelmäßige Zähneputzen kulturell verankert, zugleich jedoch ein falsches Kariesverständnis etabliert, nachdem alleine die geputzten Zähne ausreichen würden, um Karies zu verhindern. Bis in die fünfziger Jahre war Pepsodent fluoridfrei. Auch zahnärztliche Organisationen verbreiteten die irrige Auffassung, dass Zähneputzen ausreichend vor Karies schützen könne. Wie der Zahnarzt und Gesundheitswissenschaftler Philippe Hujoel (Universität Seattle, USA) herausgefunden hat, deutet einiges darauf hin, dass Werbeeinnahmen des „Journal of the American Dental Association" (JADA) aus der Zahncreme-Werbung mit dazu beigetragen haben, dass die Kariesprophylaxe in dieser Zeit alleine auf die Empfehlung von Zahncreme hinauslief – ein fataler Fehler, dessen Folgen sich jahrzehntelang durch die Zahnhartsubstanz des Erdballs fraßen. Und zwar ein Fehler nicht allein deshalb, weil dabei nicht auf die Ernährungsweise eingegangen wurde, sondern auch, weil man eine Untersuchung einer Forschergruppe, wonach Zahncremes wie die fluoridfreie Pepsodent keine kariesverhütende Wirkung haben, einfach unter den Tisch fallen gelassen hat.

Also, wer kann es schon aus dem Stegreif sagen, ob saubere Zähne wirklich niemals krank werden oder vielleicht doch? Und warum es Menschen gibt, die im Leben keine Zahnbürste gesehen haben, aber im hohen Alter noch immer tadellose Zähne haben? Wer kennt diese Zusammenhänge? Der viel beschworene Otto Normalverbraucher weiß nicht, was richtig ist und warum etwas richtig ist. Er vertraut auf das, was ihm die Werbung sagt: „Damit Sie auch morgen noch kraftvoll zubeißen können." – „Die klügere Zahnbürste gibt nach." – „Von Zahnärzten empfohlen." Gerade dieser letzte Werbespruch ruft doch geradezu nach der Rückfrage, welche Zahnärzte dieses Produkt wann empfohlen haben und woher die Firma das weiß. Vielleicht nimmt sie es nur an, es gibt ja auch Journalisten, die ihre eigene Meinung durch Formulierungen wie „aus Parteikreisen verlautete" in den Artikel schummeln, und Börsenberichte verweisen regelmäßig auf irgendwelche obskure „Finanzexperten", deren Empfehlungen kolportiert werden, ohne Quelle und Nachweis.

Nein, Werbesprüche entspringen nie dem Geist der Wahrheit, sondern dem Impetus des Wollens, der merkantilen Gewinnabsicht. Sie werden aber vom Publikum wie medizinische Wahrheiten aufgefasst, insbesondere dann, wenn sie von einem weiß bekittelten, leicht angegrauten Herrn mit sonorer Stimme vorgetragen werden. Und dann ist alles wahr: Fluorid ist gut. Fluorid ist schlecht. Aktivkohle ist gut. Vegan ist gut. „Baking Soda" (garantiert von einem Agenturpraktikanten ersonnener Anglizismus für unser altbackenes Natron) ist gut. Besseres Weiß. Gesünderes Weiß. Sofort-Weiß (ohne Bleichung). Und so weiter.

Der Weg zur effektiven Zahnpflege führt immer und ausnahmslos über die Ernährung. In diesem Bereich kann man je nach Neigung und Disziplin seine Ziele weiter oder enger stecken. Eine komplett zuckerfreie Ernährung lässt sich nämlich heutzutage fast gar nicht verwirklichen: Zucker findet sich sogar in Lebensmitteln, in denen man ihn überhaupt nicht vermuten würde, beispielsweise in Wurst. Kann man ihn schon nicht ganz ausschalten, so sollte man doch versuchen, ihn wenigstens im sichtbaren Bereich weitgehend zu vermeiden. Das betrifft vor allem Limonaden und Süßigkeiten, den Zucker im Kaffee, das Stück Schokolade zwischendurch, Brotaufstriche, Schokoriegel, „schnelle" Kohlenhydrate (Weißmehl, Reiswaffeln usw.) und ähnliche Zuckerfallen. Damit tut man übrigens auch einiges in Sachen Übergewicht.

Gut zu wissen

Zucker greift die Zähne an, weil er Bakterien ernährt, die die Zähne schädigen. Der zweite große Feind der Zähne sind Säuren. Wer seine Zähne gesund erhalten möchte, der sollte daher auch auf saure Lebensmittel und Getränke verzichten, etwa auf Cola, Wein, Zitronen und anderes saures Obst sowie auf Essig im Salat.

Richtige Ernährung ist also essenziell für die Zahngesundheit. Gerade im Wachstum sind Vitamine und Mineralstoffe für die Zähne von tragender Bedeutung. Calcium spielt in der zahngesunden Ernährung eine wichtige Rolle. Bei nicht ausgewogener Ernährung kann es als Nahrungsergänzungsmittel angeboten werden, beispielsweise als Brausetabletten oder Kombipräparat. Der Säure-Basen-Haushalt des Menschen sei hier nur als Stichwort erwähnt, um auch von dieser Seite her etwas für gesündere Zähne zu tun. Wichtig ist dabei, dass diese Nahrungsergänzungsmittel sowieso leicht zu beschaffen sind und einen wertvollen Baustein in Sachen Zahngesundheit bilden können.

Wer Zucker ernsthaft aus seiner Ernährung verbannen möchte, findet in der Apotheke und im Reformhaus (ganz zu schweigen vom Internethandel) schon jetzt hervorragend geeignete Ersatzstoffe, allen voran Xylitol (Birkenzucker) und Erythrit, aber auch Stevia (ein süß schmeckendes Pflanzenextrakt). Ich persönlich finde Erythrit, das übrigens toxisch auf Fruchtfliegen wirkt, am überzeugendsten, weil es sich fast genauso verwenden lässt wie

1

Zucker: Es verhält sich z. B. beim Backen fast gleich, abgesehen von der Tatsache, dass Hefe natürlich nur richtigen Zucker verarbeiten kann und deshalb ein Hefeteig mit Erythrit nicht funktioniert. Aber Erythrit (und auch Xylitol) ist ein Zuckeraustauschstoff, bei dem man fast nicht merkt, dass etwas fehlt, und der auch geschmacklich sehr dicht an das Original herankommt. Mit beiden Substanzen können die schädlichen Bakterien im Mund nichts anfangen, sie verhungern also. Zumindest in der Theorie. Denn in Wirklichkeit befindet sich in der Nahrung immer Zucker, selbst wenn man nur trockenes Brot zu sich nimmt. Die darin enthaltenen Kohlenhydrate werden im Mund in Zucker umgewandelt.

Aus diesem Grund reicht es nicht, nur gegen Zucker und Säuren vorzugehen und die Zähne durch richtige Ernährung „von innen her" zu stärken. Wir müssen auch etwas gegen die Mikroorganismen tun, die für die Schädigung der Zähne verantwortlich sind. Xylitol kann aber noch viel mehr, als nur den schädlichen Zucker zu ersetzen. Seit den siebziger Jahren wurde diese Substanz vor allem in Finnland gründlich erforscht. Dabei konnte nachgewiesen werden, dass Xylitol die Kariesbildung signifikant hemmt und sogar zu einer Remineralisierung des Zahnschmelzes beiträgt. Die Wirkung gegen Karies kann leicht damit erklärt werden, dass der diese Krankheit auslösende Keim *Streptococcus mutans* die Substanz nicht verstoffwechseln kann und daher abstirbt. Der remineralisierende Effekt beruht auf der Anregung der Speichelproduktion, wodurch die Bildung von Calcium und Eiweiß gefördert wird. Diese Stoffe führen zu einer Remineralisierung des Zahnschmelzes. Fünf bis zehn Gramm pro Tag, auf mehrere Portionen verteilt, haben bereits diesen schützenden Effekt. Xylitol kann beispielsweise als Lutschtablette oder Kaugummi verwendet werden.

Zahngesundheit ist ein überaus komplexes Gebiet, andererseits lassen sich gerade hier sehr einfache Grundregeln aufstellen und weitergeben. Dem Händler, der die Gesundheit seiner Kunden zu seinem Anliegen macht, wird es dabei nicht darum gehen, Produkt A oder Produkt B zu verkaufen, sondern dem Menschen kompetente Hilfestellung zu geben. Natürlich ist eine Apotheke ein Handelsbetrieb und im Sinne der Wirtschaftlichkeit am Verkauf ihrer Produkte interessiert. Dieser ergibt sich aber fast zwangsläufig in dem Moment, in dem der Kunde erkennt, dass er für die Gesunderhaltung seiner Zähne dies oder jenes tatsächlich braucht. Den Apotheken wird es dabei bereits entgegenkommen, dass sie etliche dieser Erzeugnisse ohnehin im Programm haben, aber vielleicht den spezifischen Anwendungsnutzen von Teebaumöl in der Mundhygiene noch gar nicht in ihre Beratung einbezogen haben. Auch Nelken und Salbei, zwei Apothekenprodukte durch Jahrhunderte, lassen sich für die Mundhygiene vorteilhaft einsetzen, weil sie desinfizierend, entzündungshemmend und lindernd wirken.

Ausschlaggebend für diese Beratungsleistung wäre jedoch eine Vertiefung der zahnkundlichen Kompetenz des Apothekers: Er müsste den Zahn und seine Erkrankung verstehen, um sagen zu können, ob dieses oder jenes Produkt helfen kann. Er sollte aber auch wissen, wie technische Produkte funktionieren, welche Vorzüge ihre Funktionsweise hat (z. B. Ultraschall bei Zahnbürsten) und wie der Anwender damit seine Zahngesundheit verbessern kann. Ultraschall-Zahnbürsten sind beispielsweise in technischer Hinsicht für die Zahnreinigung exzellent geeignet. Da man aber den Effekt nicht spüren kann und deshalb auch nicht weiß, ob das Gerät überhaupt funktioniert, ist dieses Verfahren nicht für jeden Anwender geeignet. Es werden zwar zusätzliche Vibrationsmotoren eingebaut, dennoch weiß man nie, ob der Ultraschall-Generator nicht bereits seinen Geist aufgegeben hat. Auch die Wahl der „richtigen" Zahncreme kann unterschiedlich ausfallen: Die traditionelle Zahncreme „Ajona" des Herstellers Dr. Liebe Nachfolger enthält beispielsweise kein Fluorid, wirkt aber auf andere Weise gegen Karies.

Solche Beispiele zeigen sehr gut, dass es das Eine, das „Richtige" gar nicht geben kann. Wir haben ein riesiges Spektrum der verschiedensten Produkte, nun geht es lediglich darum, die am besten geeigneten Dinge für den individuellen Anwender zu finden. Dabei geht es häufig auch um eine gewisse Sympathie zum Produkt. Es kann gut sein, gefällt aber nicht. Es kann auch schlecht sein und trotzdem gefallen.

Die Auswahl hängt von den Neigungen des Anwenders ab. Er wird sich aber von den Erfahrungen anderer Anwender leiten lassen. Das ist ein disruptiver Effekt des Internets, in dem ja nicht alle Produktbewertungen gefälscht sind, sondern wo sich auch viele echte Erfahrungsberichte echter Anwender finden und erkennen lassen.

An diesem Punkt kommen die Mittel für die Mundhygiene ins Spiel, aber eben nicht als die alleinige Maßnahme, die (wie von der Werbung behauptet) alles ins Lot bringt, sondern als ein Baustein unter anderen. Um zu verstehen, wie Zahnpflegeprodukte wirken und was sie leisten können, sollten wir uns zunächst mit dem Zahn selbst befassen.

Wie „funktionieren" Zähne, was leisten sie, was brauchen sie?

Inhaltsverzeichnis

© Der/die Herausgeber bzw. der/die Autor(en), exklusiv lizenziert durch Springer-Verlag GmbH, DE,
ein Teil von Springer Nature 2020
A. Glück, *Ratgeber Zahngesundheit*, https://doi.org/10.1007/978-3-662-61870-7_2

2

Jedem sollte klar sein, welch hohen Wert gesunde Zähne für ihn persönlich haben und wie wichtig es daher für ihn ist, auf sie besonders gut aufzupassen. Die eigenen Zähne geben dem Menschen das Gefühl von Gesundheit und Selbstwertgefühl. Kranke und schmerzende Zähne vermitteln in jedem Moment der Nahrungsaufnahme, dass etwas nicht in Ordnung ist. In diesem Bereich kann sehr viel repariert und auch ersetzt werden, aber was vorhanden und gesund ist, darf nicht leichtfertig der Gefahr von Krankheit, Schädigung und Verfall ausgesetzt werden. Zahnpflege ist deshalb überaus wichtig und eine Sache der Eigenverantwortung.

2.1 Der gesunde Zahn

Der Zahn ist Teil des Organismus und mit dessen gesundheitlichem Zustand eng verbunden. Der Zahnschmelz ist das härteste Material, das von Organismen gebildet wird. Der Zahnschmelz des Menschen erreicht „nur" die Härte 5 auf der Mohs-Skala und steht damit auf einer Stufe wie etwa der Opal. Mäusezähne kommen mit ihrem Härtegrad von 9,6 schon sehr dicht an die Härte des Diamanten heran. Zum Vergleich: Ein Zahnersatz aus Vollkeramik (Zirkoniumdioxid) weist eine Mohs-Härte von 7,5 auf und ist damit deutlich härter als der ursprüngliche Zahn.

Der Zahn besteht aus der Zahnkrone, dem Zahnhals und der Zahnwurzel. Sichtbar ist beim gesunden Zahn nur der Zahnschmelz. Darunter liegt das Zahnbein (Dentin) und ganz im Innern das Zahnmark (Pulpa). Die Wurzel wird von Zahnzement und Wurzelhaut umschlossen. Wenn es um gesunde Zähne geht, ist damit in der Regel ein intakter Zahnschmelz gemeint, aber es gibt auch Schädigungen des Zahnhalses und des Halteapparats der Zähne. Der Zahnschmelz besteht nahezu vollständig aus dem Mineral Hydroxylapatit,

das seinerseits aus Calcium und Phosphat aufgebaut ist.

Die Hauptmasse des Zahnes besteht aber aus dem Zahnbein (Dentin). Auch diese Substanz besteht aus Calcium und Phosphat, allerdings zu einem Drittel auch aus Eiweiß und Wasser. Folglich ist Dentin weicher und anfälliger als der Zahnschmelz, des Weiteren ist es schmerzempfindlich gegenüber Hitze, Kälte und Berührung. Im Dentin befinden sich winzige Kanäle, die im Bereich des Zahnhalses bis an die Oberfläche reichen (und dort durch Pflegemittel mit Hydroxylapatit verschlossen werden können). In diesen Kanälen kommt es zu Flüssigkeitsbewegungen, die dann als schmerzhaft empfunden werden. Gegenüber dem Zahnschmelz ist das Dentin auch wesentlich elastischer. Innerhalb des Dentins liegt das Zahnmark (Pulpa), das von Blutgefäßen und Nerven durchzogen ist. Es ist einerseits für die Reizleitung zuständig, andererseits für die Ernährung des Zahns. Wichtig: Da hier keine Lymphgefäße verlaufen, kann eine Entzündung der Pulpa (Pulpitis) nicht abheilen.

Das Dentin setzt sich in der Zahnwurzel fort und wird dort vom Wurzelzement umgeben, das vom Material her der menschlichen Knochensubstanz ähnlich ist und die Wurzel elastisch mit dem Kieferknochen verbindet. Jeder Zahn ist einzeln in einem eigenen Zahnfach aufgehängt, der Alveole. An der porösen Oberfläche der Zahnwurzel liegen feine Nervenausläufer, denen wir die Temperatur- und Berührungsempfindlichkeit bei zurückgebildetem Zahnfleisch zu verdanken haben. Am Wurzelzement setzen die parodontalen Fasern an, mit denen die Zähne in der Alveole aufgehängt sind.

Der Mensch bekommt im Normalfall 20 Milchzähne und im Zuge des Zahnwechsels 32 bleibende Zähne, gelegentlich sind jedoch einzelne Zähne nicht angelegt. Seltener tritt eine Überzahl von Zähnen auf. Zur Bezeichnung der Zähne hat sich das FDI-Schema etabliert: Die erste Ziffer der Zahnbezeichnung bezeichnet den Quadranten, die zweite die Position des Zahns, von der Mitte aus gezählt.

Die Haupterkrankung der Zähne ist Karies, eine echte Volkskrankheit mit einer Verbreitung von etwa 99 % bei den Erwachsenen in Deutschland. Seit geraumer Zeit wird durch Vorsorgeprogramme die Zahngesundheit messbar verbessert, vor allem bei Kindern und Jugendlichen. Häufig sind auch Erkrankungen des Zahnhalteapparats (Parodontitis). Eine weitere Zahnerkrankung, die Tuberkulose der Zähne, tritt nur selten auf und ist daher für unsere Betrachtung fast ohne Belang. Die Behandlung der Zahnerkrankungen ist seit Jahrtausenden weitgehend gleich geblieben, auch wenn sich Forschung und Technik erheblich weiterentwickelt haben. Die Füllung von durch Karies verursachten Löchern wurde allerdings bereits im Altertum praktiziert, auch Überkronungen sind ebenso wie Kieferoperationen alte Errungenschaften der Kulturvölker. Fehlende Zähne werden traditionell durch Brücken oder Prothesen ersetzt. Relativ jung ist die Technik, Zahnersatz mittels Zahnimplantaten im Kieferknochen regelrecht festzudübeln (seit ungefähr 25 Jahren). Diese Implantattechnik ist vergleichsweise teuer, weswegen sich ein veritabler Dentaltourismus entwickelt hat. Hauptsächlich in Ungarn, Tschechien und der Slowakei bieten Zahnarztpraxen und Dentalkliniken die angeblich gleiche Behandlungsqualität etwas billiger an. Die Nachteile überwiegen signifikant, außerdem lässt sich hierbei für den Patienten kaum noch etwas sparen. Materialien unklarer Herkunft, unsichere Garantien, weite Reisewege, die Sprachbarriere, wechselnde Ärzte und möglicherweise von heute auf morgen „verschwindende" Praxen machen Implantate aus Osteuropa zahnmedizinisch zu einer Art Russischem Roulette. Wenn etwas

billiger angeboten wird, dann wird auch immer irgendwo gespart, und dies nicht unbedingt nur bei den Personalkosten. Die Behandlung im eigenen Land stärkt nicht nur die heimische Wirtschaft, sondern wirkt sich gerade hinterher sehr beruhigend aus, denn wenn es Komplikationen gibt, sind Zahnarzt und Zahntechniker greifbar, es gibt klare Haftungsstrukturen und Gewährleistungen.

- **Der Selbstversuch: Zum Zahnarzt ins Ausland – das kann teuer werden**

Wer sich zu einer Zahnbehandlung in östlichen Nachbarländern wie Tschechien oder Ungarn entschließt, der sollte vorher genau vergleichen, denn die günstigen Preise von früher sind längst Geschichte. Bei kleineren Maßnahmen zahlt man teilweise sogar deutlich mehr als im eigenen Land. Ein Überblick.

Die Vorstellungen von günstigeren Preisen sitzen tief und werden durch Werbeversprechen weiterhin gefördert. Das niedrigere Lohnniveau in den östlichen Nachbarländern soll eben auch die Preise niedrig halten. Für die Betreiber solcher Praxen ist das eine Geldgrube, während die Patienten aus dem Westen erst hinterher merken, dass die Rechnung überhöht ist. Inzwischen haben die Honorare nämlich stark angezogen. Wie die osteuropäischen Zahnkliniken unumwunden zugeben, können sich noch während der Behandlung Preisänderungen ergeben. Ein Kostenvoranschlag ist deshalb immer mit Vorsicht zu genießen. Natürlich sind die Tarife auch nicht verhandelbar. Der Patient, der es eilig hat und vielleicht anderswo keinen Termin mehr bekommt, wird also in den sauren Apfel beißen.

Das kann man leicht ausprobieren, beispielsweise in einer kleinen Zahnarztpraxis in St. Gotthard im südwestlichen Ungarn. An der Behandlung ist nichts auszusetzen, sie erfolgt mit äußerster Sorgfalt, sehr gründlich und genau. Während man aber in Österreich für eine kleine Zahnfüllung und

2

Zahnsteinentfernung 18,80 und 10,80 EUR zu bezahlen hat, stehen bei diesem Anbieter sportliche 130 EUR auf dem Zettel. Das ist das Viereinhalbfache und fast so viel wie in Las Vegas (158 EUR)! Diese Rechnung kann man zwar zuhause einreichen, aber da die Zahnsteinentfernung fälschlich als Mundhygiene fakturiert wurde, bekommt man für sie schon einmal nichts wieder, und für die Füllung eben nur das, was daheim zu zahlen gewesen wäre.

Nun sind natürlich Zahnärzte in Ungarn nicht an den österreichischen Kassentarif gebunden, es gibt Vertragsfreiheit und jeder kann sich vorher informieren. Das erläutert auch Firmendirektor Peter H. auf Anfrage. Irreführend ist jedoch, dass er den Hinweis darauf, dass seine Honorare ein Vielfaches des österreichischen Vertragstarifs betragen, damit kontert, dass die Patienten in den Kassen-Ordinationen nur den Patientenanteil zu zahlen hätten. Denn der Vertragstarif enthält genau die Honorare, die der Arzt tatsächlich für die jeweilige Leistung bekommt. Irreführend ist auch, die überteuerten Leistungen fortwährend damit zu bewerben, dass sie zu günstigen Preisen zu bekommen wären.

Bei einer anderen Praxis, diesmal in Wieselburg, kostet die Füllung 50 EUR, ein Provisorium (für unsere Ärzte nicht der Rede wert und im Sportfachhandel als billige Tubenware erhältlich) satte 15 EUR. Ein Implantat mit Krone (System Ankylos) kostet 1.410 EUR, hinzu kommen Nebenarbeiten wie Röntgen, Anästhesie und anderes. Die Vergleichspreise für Deutschland und Österreich gibt diese Praxis völlig falsch an, so etwa fiktive 120 EUR für eine Zahnfüllung in Österreich, was um den Faktor 6 zu hoch gegriffen ist. Kostenvoranschläge sind allgemein unverlässlich, weil dem Arzt noch während der Behandlung einfallen kann, dass sie etwas umständlicher wird.

Gerade Implantate sind aber immer wieder das zentrale Thema der östlichen Anbieter. Implantate sind eine gute, aber teure Art des Zahnersatzes. Für gute Qualität muss man bei uns ungefähr 2000 EUR hinlegen: 1000 EUR für das Implantat und 1000 EUR für die Krone – ein ungefährer Richtwert, Abweichungen sind möglich. Hinter der Grenze werden Preise genannt, die etwa bei der Hälfte liegen sollen. Das zieht nach wie vor viele Patienten an. Tatsächlich gibt es für die billigen Preise aber auch nur schwächere Qualität. Wer vergleichbare Produkte bekommen möchte, der muss inzwischen auch finanziell fast gleichziehen.

Hinzu kommt, dass Begleitmaßnahmen wie Panoramaröntgen, Mundhygiene und ähnliches teilweise sogar teurer sind als in Österreich oder Deutschland. Der Grund dafür liegt darin, dass die heimischen Zahnärzte, sofern sie Kassenverträge haben, an die Vertragstarife gebunden sind. Bei der Zahnklinik P. kann man sich zwischen „Astra" (1090 EUR) und „Lašak" (zu deutsch: Alles klar, 790 EUR) entscheiden, ohne den Unterschied zu verstehen. Bei einer anderen Zahnklinik in Brünn zahlt man „ab" 950 EUR. Diese Preise sind zwar erkennbar günstiger als die durchschnittlichen 2.000 EUR, die man in Österreich für Implantat und Krone anlegen muss, doch kann der Patient weder das verwendete Produkt noch den behandelnden Arzt einschätzen, selbst dann nicht, wenn Zertifizierungen vorgelegt werden. Nach Einschätzung eines österreichischen Kieferchirurgen halten solche Produkte erfahrungsgemäß etwa zwei Jahre, danach kommt es zu größeren Problemen.

Nicht alle Implantate wachsen richtig ein, auch nicht in Deutschland oder Österreich. Während man in diesem Fall bei einem inländischen Zahnarzt weiterbehandelt wird und dafür auch Rechtsansprüche hinsichtlich Gewährleistung und Nachbesserung hat, ist in Tschechien oder Ungarn die Behandlung beendet, sobald der Patient vom Stuhl aufsteht.

Wenn minderwertige Materialien verwendet wurden, kann es nach einem oder zwei Jahren zu Problemen kommen.

Die Frage ist auch, wie schnell bei Komplikationen gehandelt werden kann. In einer Zahnklinik im südtschechischen Grenzgebiet kommt der Kieferchirurg überhaupt nur einmal im Monat, wobei sich zwei (aus Prag und Brünn) abwechseln. Liegt die Praxis weiter weg, verursachen auch Anreise und Übernachtung Kosten, und es bleibt nach der Behandlung das Risiko, mit Komplikationen im Regen stehengelassen zu werden. Selbst wenn die Behandlung im Ausland günstiger erscheint, sollte man vor der Behandlung unbedingt die noch für Nebenarbeiten anfallenden Honorare erfragen. Hinzu kommen Anreise- und Übernachtungskosten. Dies sollte bei der Wahl der Zahnklinik unbedingt bedacht werden.

Als weiteres Sparpreisangebot hat sich die sogenannte „China-Krone" herumgesprochen, die nach digital gescanntem Abguss in Fernost von Menschen ohne Ausbildung hergestellt und dann mit der Post nach Europa geschickt werden soll. Sie kostet die Hälfte dessen, was eine inländische Krone kostet. Auch hier sind Produktgüte, Materialzusammensetzung und Preisgestaltung höchst fraglich, außerdem schädigen Angebote dieser Art die heimischen Zahntechniker ganz erheblich. Doch so sehr diese Angebote auch zu kritisieren sind: In ihnen artikuliert sich der Ruf nach zahnmedizinischer Versorgung, die man sich leisten kann, denn längst hat sich aufgrund der hohen Preise für Zahnersatz eine Zwei-Klassen-Versorgung entwickelt. Das ist ein gesellschaftliches Problem, über das endlich gesprochen werden muss.

Der gesunde Zahn leistet eine Menge: Er zerteilt und zerkleinert die Nahrung und macht sie dadurch für den Menschen überhaupt erst verwertbar. Er sorgt aber auch, sofern er richtig steht, für den richtigen Zusammenbiss der Kiefer und

wirkt dadurch einer Zurückbildung des Kieferknochens entgegen. Der Zahn ist in der Lage, Temperaturunterschiede wahrzunehmen, er meldet dadurch außergewöhnliche Eigenschaften der Nahrung ans Gehirn. Hierfür ist der Zahn nicht nur mit dem Zahnnerv ausgestattet, über den er an das Nervensystem angeschlossen ist, sondern auch mit einem höchst empfindlichen inneren Bereich, der Pulpa, die normalerweise fest vom Zahnschmelz und vom Zahnbein (Dentin) umschlossen ist und daher lediglich diejenigen Reize weitermeldet, die zu ihr durchdringen.

Es ist inzwischen allgemein bekannt, dass durch richtige Mundhygiene und regelmäßige Zahnpflege vielen Erkrankungen vorgebeugt werden kann. Vor allem sind es die Erkrankungen der Zähne selbst und die des Zahnfleischs, die sich als Folge mangelhafter Pflege und ungünstiger Ernährung bemerkbar machen. Welche das sind und wie sie sich äußern, wird in den folgenden Abschnitten dargestellt.

2.2 Der kranke Zahn

Man landet immer wieder beim Zahnarzt. Entweder aufgrund der regelmäßigen Kontrolluntersuchungen (Stichwort Vorsorge) oder wegen Beschwerden. Nicht jede davon ist eine große Sache, meistens handelt es sich nur um ein kleines Loch. Wenn ich mich bei meinem langjährigen Wiener Zahnarzt Dr. Sch. auf der Behandlungseinheit wiederfand, begrüßte mich der stets freundlich zugewandte Arzt fast immer mit einem etwas schelmischen Lächeln. Diese gespielte leichte Spöttigkeit war eine der wohlbemessenen Zutaten, aus denen sich eine Beziehung zu seinen Patienten ergab, die auch von etlichen anderen sehr geschätzt wurde. Denn trotz meiner Behandlungsangst hatte ich immer volles Vertrauen in seine Urteilsfähigkeit und seine Genauigkeit. Wer die

2

vorgesehenen Kontrolltermine einhält (Richtwert: zweimal im Jahr), wird nach der Untersuchung nicht aus allen Wolken fallen, denn wer im Mai noch zahngesund war, kann nicht im November eine fortgeschrittene Parodontitis diagnostiziert bekommen. Zahnerkrankungen schreiten fort, und zwar langsam. Überraschungen gibt es nur, wenn etwas vorher nicht erkannt worden ist (z. B. eine Kariesläsion, eine Zahnwurzelentzündung oder eine apikale Parodontitis). Normalerweise ist der Zahnarzt bereits in einem frühen Stadium der Zahnerkrankung im Bilde oder der Patient sucht ihn aufgrund akuter Beschwerden auf, hat die Sache also bereits selbst bemerkt. Die Abmachung, zweimal im Jahr zur zahnärztlichen Kontrolle zu gehen, ist übrigens ein ziemlich wichtiger Baustein funktionierender Prophylaxe und damit auch ein treffender Gegenbeweis zu der Behauptung mancher Schriftsteller, Zahnärzte würden nur reparieren.

> **Gut zu wissen**
>
> Zähne werden nicht „einfach so" krank, sondern aufgrund einer Vorgeschichte. Jeder, der auf die Gesundheit seiner Zähne achtet, verbessert die Chancen, dass sie gesund bleiben, erheblich.

Unter den Krankheiten der Zähne nimmt Karies eine besondere Stellung ein, weil sie weit verbreitet ist und landläufig als unvermeidlich gilt. Eigentlich ist Karies die Zahnerkrankung schlechthin, sie geht meistens auch den anderen Zahnerkrankungen voraus, denn ein Milieu, das Gingivitis und Parodontitis begünstigt, erfüllt auch die Voraussetzungen für die Entstehung von Karies. Innere Zahnerkrankungen wie Pulpitis sind eine direkte Folge von Karies. Diese Krankheit ist Ausdruck einer durch falsche Ernährung und Infektion aus der Balance geratenen Mundflora. Das bedeutet auch: Besiegt man Karies, hat man

auch sehr viel gegen die weiteren Zahnerkrankungen getan. Entscheidend sind dabei erstens eine Ernährungsweise, bei der kurzkettige Kohlenhydrate und Säuren möglichst nur kurz im Mund verbleiben, zweitens Gegenmaßnahmen gegen ein saures Mundmilieu, drittens Reinlichkeit, viertens chemische und zahnmedizinische Maßnahmen.

Tatsächlich kann man mit richtiger Zahnpflege das Kariesrisiko nahezu auf Null senken. Auch die anderen Zahnerkrankungen können durch richtige Vorsorge und wirkungsvolle Kariesverhütung weitgehend entschärft werden. In Akutsituationen (z. B. Pulpitis) gibt es zwar keine Garantie auf echte Heilung, jedoch eine konservierende Behandlung durch den Zahnarzt. Eine gezielte Planung der individuell richtigen Zahnpflege setzt die Kenntnis der häufigsten Zahnerkrankungen voraus.

Die meisten Erkrankungen der Zähne und ihres Halteapparats fallen nicht plötzlich vom Himmel, sondern entwickeln sich über einen längeren Zeitraum. Hierbei ist wichtig zu verstehen, wie diese Entwicklung jeweils abläuft und welche Faktoren sie begünstigt. Dadurch ist es möglich, frühzeitig gegenzusteuern und dadurch das Erreichen des Defekts zu verhindern. Beispielsweise kann ein gesunder, völlig intakter Zahn keine Karies bekommen, wenn sich in der Mundhöhle nicht schon bestimmte Bakterien angesiedelt und auf dem Zahn einen Biofilm gebildet haben, durch dessen Anwesenheit die Zahnhartsubstanz bereits für die Kariesbildung vorbereitet worden ist. Durch die richtigen Maßnahmen kann diese Vorbereitung angehalten und der geschwächte Zahn auch wieder remineralisiert werden. Dafür ist es notwendig, sich in diesen Vorgängen auszukennen und den Erkrankungsprozess gezielt zu beenden. Die richtige Beratung kann dem Patienten bei seiner Orientierung und der Auswahl der richtigen Maßnahmen sehr helfen.

Der Ausgangspunkt der meisten Zahnerkrankungen ist der Zahnbelag, deshalb wird ihm nachfolgend ein eigener Abschnitt gewidmet.

▪ **Unterwegs im Biofilm oder: Was ist eigentlich Zahnbelag?**

Zahnbelag ist zunächst sehr unauffällige, bei näherem Hinsehen unangenehme, im fortgeschrittenen Stadium sogar höchst abstoßende Erscheinung an den Zähnen. Im Grunde sieht man diese Beläge als heftige Verschmutzung an: Hier vermehren sich Mikroorganismen, sie bilden Säuren und greifen von hier aus den Zahn an.

Wechselt man jedoch den Blickwinkel, wird Zahnbelag als ziemlich erfolgreiches bakterielles Konzept zur Eroberung neuer Habitate erkennbar. Biofilme kommen überall in der Natur vor, man findet sie an den Innenwänden von Abwasserleitungen, an der Unterseite des Waschbeckenstöpsels, auf schlecht geführtem Wein (Kahmschicht), sogar als wertvollen Heilpilz auf dem von ihm aus gezuckertem Tee umgewandelten sogenannten Kombucha. Die Ähnlichkeit mit anderen natürlichen und sogar mit sozialen Etablierungstaktiken sind unmittelbar zu erkennen: Aus dem Weltall betrachtet, findet man auch bei der Entstehung des Ruhrgebiets oder den neuen chinesischen Metropolen wie Shenzhen viele der Prinzipien verwirklicht, die auch für die Entstehung des mikrobiellen Biofilms nötig sind.[1]

Die Bildung von Biofilmen folgt also einem Grundmuster des Lebens auf unserem Planeten, sie ist natürlich und vom Standpunkt der Natur aus folgerichtig und notwendig. Wie jedes evolutionär herausgebildete Lebens- und Wachstumsprinzip ist auch Biofilm erfolgreich – wer

ihn entfernen will, muss dauerhaft am Ball bleiben, denn nach dem Absetzen von Gegenmaßnahmen beginnt sofort die Bildung eines neuen Biofilms. Um zu verstehen, wie Zahnbelag aufgebaut ist und wie er funktioniert, ist es wichtig, sich mit Biofilm als Naturprinzip zu befassen. Wie sich dabei zeigen wird, ist diese Strategie auch ziemlich faszinierend.

Zunächst ist aber Abscheu zu überwinden, denn Biofilme sind wasserhaltig und schleimig, infolgedessen nicht jedermanns Sache. In diese stabile Schicht sind Mikroorganismen eingebettet. Da sich diese vermehren, wächst auch der Biofilm. Durch seine glatte, rutschige Konsistenz wehrt er mechanische Angriffe ab. Je nach Zusammensetzung schützt er sogar seine mikroskopisch kleinen Bewohner vor chemischen Angriffen.

Meistens bilden sich Biofilme in wässrigen Systemen, wofür verschiedene Grenzflächen infrage kommen: zwischen fest und flüssig, zwischen flüssig · und gasförmig oder auch zwischen verschiedenen Flüssigphasen, beispielsweise an einem Öltropfen im Wasser. Biofilme können sich aber auch innerhalb einer Flüssigkeit bilden und schweben dann als schleimige Wolke in diesem Medium, in der Regel entstehen sie durch Bewuchs eines einzelnen Schwebstoffs. Die Grenzfläche, auf der sich der Biofilm bildet, in die er jedoch nicht hineinwächst, wird als Substrat bezeichnet.

In der Natur lebt der mit Abstand größte Teil der Mikroorganismen in Form von Biofilmen, die als Lebensform nicht nur weit verbreitet ist, sondern sich auch schon sehr lange bewährt. In Westaustralien wurden die mit einem Alter von 3,2 Mrd. Jahren bisher ältesten Fossilien gefunden, sie bestehen aus biogenen Sedimentgesteinen, sogenannten Stromatolithen, versteinerten Biofilmen von Mikroorganismen. Vor dem Hintergrund, dass Biofilm eine sehr ursprüngliche, gleichermaßen einfache wie zweckmäßige Lebensform ist, wird auch die Entstehung

---

1   Ein Beispiel ist hier zu sehen: ▶ https://interactive.zeit.de/2018/china-timelapses/static/media/shenzhen.744c2de1.webm.

2

und „Infrastruktur" des Zahnbelags besser erkennbar und ist damit auch besser entfernbar.

Im Gegensatz zu einfachen Formen des Biofilms besteht Zahnbelag aus mehreren, komplex aufgebauten Schichten. Er enthält Eiweiße, Kohlenhydrate, Phosphate und Mikroorganismen. Seine Entstehung wird überall dort begünstigt, wo Zahnflächen nicht gereinigt werden. Diese Reinigung muss nicht zwingend durch die Zahnbürste erfolgen, beispielsweise sind die Kauflächen weitgehend frei von Zahnbelag, weil dort die Zerkleinerung der Nahrung eine regelmäßige Reinigungswirkung hat. An den Stellen, von denen der Zahnbelag nicht entfernt wird, kann er mineralisieren und wird dann zum Zahnstein. Auch dies ist Teil einer bakteriellen Erfolgsstrategie: Zahnstein ist für die in ihm lebenden Mikroorganismen so gut wie eine Burganlage. Seine Entfernung ist auch mit speziellen Geräten relativ aufwendig. Ohne Hilfsmittel, also auf natürliche Weise, bekommt man ihn überhaupt nicht weg. Ist erst einmal dieser Schutzwall errichtet, können die Mikroorganismen in ihrer Ausbreitung nicht mehr so leicht gestoppt werden.

Im Grenzbereich zwischen dem Zahn und dem ihn umgebenden warm-feuchten Milieu der Mundhöhle finden Bakterien ganz besonders gute Bedingungen für die Bildung von Biofilm vor, weil ihnen dort ein permanent hochklassiges Nährstoffangebot zur Verfügung steht. Teilweise befinden sich Speisereste sogar im Inneren des Biofilms, wo sie den Mikroorganismen als permanentes Nährstoffdepot zur Verfügung stehen. Die besten Ausbreitungsbedingungen haben die Bakterien, wenn sie laufend auf kurzkettige Kohlenhydrate zugreifen können. Am besten ist es also für sie, wenn man immer wieder Süßigkeiten zu sich nimmt und den Mikroorganismen ansonsten einen ruhigen, ungestörten Alltag ermöglicht. Das ist bei falscher Ernährung und unzureichender Mundhygiene der Fall. Zahnbeläge können über den Zahnfleischrand hinauswachsen, oft sind sie aber auch unter dem Zahnfleischsaum verborgen.

Die Bildung von Zahnbelag auf dem reinen unbesiedelten Zahn wird vor allem durch die Eignung seiner Oberfläche begünstigt. Ist der Zahnschmelz spiegelblank, so tun sich Bakterien schwer beim Versuch, hier anzuhaften. Ist er rau oder sogar porös, sind die Bedingungen dafür ungleich günstiger.

Gut zu wissen

Auch künstlitche Materialien wie Zahnfüllungen, Zahnspangen oder Prothesen werden vom Zahnbelag überzogen.

Sind also die örtlichen Gegebenheiten günstig, bildet sich der Belag. Hierfür lagert sich auf der Zahnoberfläche zunächst eine Mischung aus Speicheleiweiß und Schleimhautschuppen an. Innerhalb von etwa dreißig Minuten bildet sich hieraus eine abwaschbare Schutzschicht. In dieser siedeln sich Bakterien an, von denen einige der gesunden Mundflora entstammen, wogegen andere von außen hinzutreten. Beispielsweise gehört *Streptococcus mutans* nicht zur normalen Mundflora. Dieser Mikroorganismus bildet Dextrane, wodurch mehr Plaque entsteht. Besondere Rezeptoren an der Zellwand dieses Bakteriums helfen ihm, sich an die Plaqueschicht anzuheften, damit es nicht fortgespült wird. Auf dieser ersten Bakterienschicht siedeln sich weitere Mikroorganismen an. Besonders bemerkenswert ist hierbei, dass die verschiedenen Bakterien miteinander interagieren: Sie heften sich über spezielle Kontaktmoleküle aneinander und tauschen Stoffwechselprodukte aus. Die Diffusion von Stoffen wird über die Anlage von Kanälen in dem Bakterienkonglomerat ermöglicht. Ein Gerüst aus

Eiweiß- und Kohlenhydratmolekülen stabilisiert die symbiotische Lebensgemeinschaft und bietet den Bewohnern zugleich ein Nahrungsdepot. In einer halben Stunde vollzieht jedes Bakterium eine Zellteilung, somit ist auch bei sehr gründlicher Reinigung stets für den „personellen" Nachschub und damit für die Wiederherstellung der Plaque gesorgt.

Gut zu wissen

Das Wachstum der Plaquebakterien wird auch durch reichliches Trinken gehemmt. Besonders positiv ist dabei die Wirkung von schwarzem Tee: Die in ihm enthaltenen Polyphenole, vor allem das Flavonoid Theaflavin, wirken der Ausbreitung dieser Bakterien entgegen.

Die Erhärtung des Zahnbelags zum Zahnstein erfolgt über die Einlagerung von Mineralien, die vom Speichel zur Verfügung gestellt werden. Die Oberfläche des Zahnsteins ist rau und porös, damit ist sie geradezu prädestiniert für die Ansiedlung weiterer Mikroorganismen und für die Verstärkung der Plaqueschicht. Aus diesem Grund ist es wichtig, dieses Bollwerk der Zahnschädlinge regelmäßig und konsequent zu entfernen.

Zahnbelag führt nicht zwingend zu einer Zahnfleischentzündung. Diese tritt dann auf, wenn im Zahnbelag bestimmte anaerobe Mikroorganismen vorhanden sind, deren Stoffwechselprodukte die Immunabwehr reizen. Dadurch kommt es zu einer Rötung und Schwellung des Zahnfleischs, das außerdem zu Blutungen neigt. Ist der Patient gesundheitlich eher labil, kann sich aus der Gingivitis eine Paodontitis entwickeln. In diesem Fall wird auch der normalerweise unter dem Zahnfleischsaum liegende Teil des Zahnes von Zahnstein befallen. Dieser Zahnstein ist jedoch anders zusammengesetzt als der

Zahnstein oberhalb des Zahnfleischrandes, weil er nicht durch Mineralstoffe aus dem Speichel gebildet wird, sondern durch solche aus Zahnfleischsekret und Blut. Eine weitere Folge von Zahnbelag ist Mundgeruch, der in diesem Fall aus der Bildung geruchsintensiver Schwefelverbindungen durch Bakterien resultiert.

Die durch starke Plaqueanhaftungen vorbelasteten Zähne sind nicht nur für die eigentliche Erkrankung sturmreif geschossen, sondern wirken auf andere Menschen extrem unhygienisch und abstoßend. Während die Zahnpflege auf die Verhütung von Erkrankungen abzielt, hat die Mundhygiene die Erhaltung einer sympathisch frischen Ausstrahlung zum Ziel. Wenngleich die Krankheitsverhütung für die Gesundheit des Menschen wichtiger ist, so sind doch beide Ziele gleichwertig und deshalb mit gleicher Energie zu verfolgen.

2.2.1 Karies

Wie bereits dargestellt, ist die Eroberung neuer Habitate ein Naturprinzip, dem alle Lebewesen folgen. Aus der Perspektive der Mikroorganismen ist die Besiedelung in einer Plaque-Matrix nur der erste Schritt einer Landnahme, dem weitere folgen. Der konsequente nächste Schritt ist der Angriff auf den Zahn. Hierdurch entstehen Löcher und der Zahn wird geschädigt, bis er im schlimmsten Fall verschwindet. Das ist im fortgeschrittenen Stadium gefährlich, weil sich dadurch ein Tor zum ganzen Organismus öffnet. Im letzten Kapitel des Buches wird beschrieben, welche Konsequenzen das hat.

Die auch als Zahnfäule bekannte Karieserkrankung, bei der einzelne Zähne kleine schwarze Löcher bekommen, ist auf mehrere Faktoren zurückzuführen. Sie wird durch Mikroorganismen vorangetrieben, die eine bereits entkalkte und

2

deshalb weniger widerstandsfähige Zahnoberfläche vorfinden. Hier gelingt es ihnen, sich festzusetzen und mit sauren Stoffwechselprodukten das Restgefüge des Zahnschmelzes wegzulösen. Dabei entstehen die bekannten Löcher (Kavernen), die sich unbehandelt immer weiter in den Zahn ausbreiten, bis sie das Dentin und schließlich die Pulpa erreichen. Aufgrund der weicheren Struktur des Dentins geht es dort vergleichsweise schnell. Ist erst der Zahnschmelz überwunden, haben die Kariesbakterien mit dem Zahninneren leichtes Spiel.

Gut zu wissen

Gemäß neueren Erkenntnissen handelt es sich bei Karies um eine nichtübertragbare Krankheit. Unstrittig ist jedoch, dass die für sie verantwortlichen Mikroorganismen bei ausreichendem Kontakt übertragen werden können. Ob es dann aber zu Karies kommt, hängt auch von den genannten anderen Faktoren ab.

Bis in die sechziger Jahre machte man Lactobazillen zusammen mit Kohlehydraten und Speichel für die Entstehung von Karies verantwortlich. Inzwischen geht man jedoch davon aus, dass das Zahnhartgewebe aufgrund mehrerer zusammenwirkender Ursachen in mehreren Stufen geschädigt wird. Hierbei werden krankheitserregende Mikroorganismen wie *Streptococcus mutans* begünstigt. Dieser Erklärungsansatz bedeutet, dass nicht die Infektion mit diesem Keim ursächlich für die Entstehung von Karies ist, sondern auch ein Milieu erforderlich ist, in dem er sich optimal entwickeln kann. Denn diese Bakterien befinden sich auch in der Mundflora von Menschen, die keine Karies haben. Ist er nicht in der Mundflora zu finden, so ist allerdings auch die Wahrscheinlichkeit, Karies zu bekommen, weitaus geringer. Wenn nun auch noch

„genug" Zucker und Säuren konsumiert werden und dadurch die Demineralisation des Zahnschmelzes voranschreitet, findet der Keim beste Bedingungen vor, die Zähne durch Karies zu schädigen. Eine Ansiedlung von *Streptococcus mutans* erfolgt teilweise erst nach dem Durchbruch der Milchzähne, die Übertragung erfolgt meistens durch Speichelkontakt mit der Mutter (Abschlecken des Schnullers, gemeinsames Benutzen des Löffels usw.). Eine seltene angeborene Störung der Zahnschmelzbildung *(Amelogenesis imperfecta)* begünstigt die Bildung von Karies ebenfalls.

Der Dreh- und Angelpunkt bei der Bildung von Karies ist der als Plaque bekannte Zahnbelag, der zahlreiche Mikroorganismen enthält, vor allem Lactobazillen und verschiedene Streptokokken-Arten. Unter diesen gibt es einige, besonders *Streptococcus mutans*, die einfache Kohlehydrate zu Säuren umwandeln können. Hierdurch sinkt der pH-Wert im Mund. Unter pH 6,2–6,7 wird es für Zahnzement und Wurzeldentin kritisch, unter pH 5,2–5,7 auch für den Zahnschmelz. Aus ihnen werden dann Mineralien herausgelöst, der Zahn wird demineralisiert. Schreitet der Vorgang weiter voran, entsteht eine kariöse Läsion. Karies ist also als Folge einer Veränderung der Plaque zu sehen: Im gesunden Mund stehen die im Zahn gebundenen Mineralien zu den in gelöster Form im Speichel und in der Plaque vorhandenen in einem dynamischen Gleichgewicht. Wenn sich dieses Verhältnis verschiebt, kommt es zu Karies.

Vier Hauptfaktoren wirken dabei zusammen:
- Krankheitsanfälligkeit des Zahnes
- Plaque mit kariogenen Bakterien
- Kohlenhydrate (Zucker)
- Zeit

Hinzu treten weitere, weniger wichtige Faktoren wie beispielsweise Zahnfehlstellungen, Menge und Zusammensetzung des Speichels, Nahrung und genetischer

Hintergrund (dieser hat nur Auswirkungen auf die Zusammensetzung der Plaque, dieser Zusammenhang nimmt mit zunehmendem Alter ab). Verändert sich das Milieu in der Plaque in Richtung Zucker/Säure, überleben hier vor allem solche Mikroorganismen, die diesen Stoffwechsel haben und in saurer Umgebung überleben. Wer also häufig einfache Kohlehydrate zu sich nimmt, begünstigt die Ausbreitung genau derjenigen Mikroorganismen, die seinen Zähnen schaden.

Außerdem gibt es ein Zusammenspiel zwischen *Streptococcus mutans* und dem Pilz *Candida albicans*, das zur Veränderung der Virulenz des Bakteriums führt und seine Anhaftung am Zahnschmelz verbessert. Sinnvolle Kariesprophylaxe schließt deshalb auch Maßnahmen gegen *Candida albicans* mit ein. Oregano leistet hier gute Dienste, das als ätherisches Öl erhältlich ist und sich auch als Bestandteil im Mundreinigungsmittel Kremo 058 befindet. Auch Teebaumöl wirkt sehr gut gegen *Candida albicans*. Chlorhexidin wirkt sehr gut gegen viele Bakterien und Hefen, darunter auch *Streptococcus mutans* und *Candida albicans*.

Karies ist unproblematisch, solange sie sich im Anfangsstadium befindet und auch behandelt wird. Als weiße oder dunkle Flecken erkennbare Demineralisierungen können durch eine Umstellung der Ernährung und konsequente Remineralisierung wieder vollständig repariert werden. Der Apotheker wird hierfür Fluoridpräparate empfehlen und durch Verweis auf die Entstehungszusammenhänge in Richtung einer zahngesunden Ernährungsweise beraten. Zur Soforthilfe sind auch Präparate zur Munddesinfektion sinnvoll. Einige Gewürze wie Ingwer, Kurkuma oder Zimt haben ebenfalls eine stark desinfizierende Wirkung, Kurkuma hellt darüber hinaus die Zähne auf.

Ohne diese Maßnahmen, vor allem auch ohne Ernährungsumstellung, breitet

sich die Schädigung des Zahnes weiter in Richtung des Dentins aus. Nun macht sich die Karies als dunkles Loch im Zahn erkennbar und ist nun gelegentlich auch schmerzhaft. Von außen ist dabei nicht leicht zu erkennen, dass sich die Karies im Dentin aufgrund von dessen Weichheit in die Breite ausdehnt. Darüber steht eine dünne Zahnschmelzschicht, die bei fortschreitender Karies unter normaler Kaubelastung irgendwann einbricht. Häufig wird die Zahnschädigung erst dadurch erkannt. Karies kann außerdem an den Kontaktstellen zweier benachbarter Zähne entstehen, wo aus naheliegenden Gründen nicht so gründlich geputzt werden kann und wo sich auch leichter Essensreste ansammeln können. Des Weiteren befällt Karies vorzugsweise die Nahtstellen zwischen Füllungen und Zahnschmelz, wenn es dort zu mikroskopisch kleinen Fugen kommt. Diese entstehen beispielsweise aufgrund der Unterschiede zwischen den Ausdehnungskoeffizienten von Füllmaterial und Zahnschmelz oder ungenauer Arbeit bei Zahnfüllungen.

Hat die Karies das Dentin zu zwei Dritteln durchdrungen, spricht man von tiefer Karies *(Caries profunda)*. Schließlich kann sogar die Pulpa erreicht werden, was allerdings normalerweise mit sehr gut wahrnehmbaren Schmerzen verbunden ist.

Eine genaue und sichere Diagnose von Karies ist nur dem Zahnarzt möglich, der einerseits über das dafür notwendige Instrumentarium und andererseits über seine spezifische Fachkompetenz verfügt. Diese zahnärztliche Beurteilung ist nicht zu ersetzen. Allerdings kann der Patient sich selbst ein erstes Bild machen, um zu erkennen, dass der Gang zum Zahnarzt kurzfristig erforderlich ist. Einige Kariesstadien sind schon mit bloßem Auge zu sehen. Für eine genaue Feststellung des Krankheitsstadiums sind ergänzende Verfahren wie Röntgen erforderlich.

2

Gut zu wissen

Karies ist ein ziemlich verlässlicher Indikator für den gesellschaftlichen Stand eines Menschen. Sie tritt in höheren sozialen Schichten vergleichsweise seltener auf. 70,1 % der Kinder (12 Jahre) und 46,1 % der Jugendlichen (15 Jahre) haben Zähne ohne Karieserfahrung (Vierte Deutsche Mundgesundheitsstudie, 2010).

2.2.2 Zahnwurzelentzündung

Wer diesen recht speziellen Schmerz einmal erlebt hat, der wird ihn immer wiedererkennen: Die Entzündung der Zahnwurzel ist wahrlich kein Sonntagsspaziergang, aber schon nach ein paar Tagen ist sie vorüber und nun legt sich Frieden über den abgestorbenen Zahn. Wer jetzt nicht den Weg zum Zahnarzt findet, um die Sache behandeln zu lassen, der handelt sich zeitversetzt größere Schwierigkeiten ein. Aber was genau geht da vor sich?

Hat der Zahn ein Loch, so ist an dieser Stelle der schützende Zahnschmelz sehr viel dünner oder gar nicht mehr vorhanden. Kälte, Hitze und andere Einflüsse schlagen in diesem Fall ungleich stärker auf die Pulpa durch, was sich dem Patienten als deutlicher Schmerz mitteilt. Davor schützen auch Füllungen nur bedingt: Damit sie gut halten, wird der Untergrund zuvor mit starken Säuren angeätzt und dadurch ebenfalls geschädigt. Wird eine Füllung erneuert, so wird in der Regel der darunterliegende Bereich, wenn er kariös ist, etwas gebohrt oder gefräst. Und eine unauffällige Zahnfüllung kann am Übergang zum Zahn „undicht" sein, hier siedeln sich dann ebenfalls Bakterien an, die Füllung wird erneuert. Das alles bedeutet: Jede neue Füllung rückt der Pulpa immer näher. Die kann dabei zwar auch auf dem Rückzug sein, nicht selten mündet diese Entwicklung

jedoch in der sehr schmerzhaften Entzündung der Pulpa, der „Pulpitis".

Hierbei führen bakterielle Endotoxine eine Entzündung der Pulpa herbei. Diese Giftstoffe erhöhen die Schmerzempfindlichkeit, was man dann unmittelbar spürt. Teilweise tritt dies jedoch nach einer eben zurückliegenden Füllungsbehandlung auf. In diesem Fall wird der Zahnarzt nicht unbedingt zu einer neuen Füllung raten, sondern eher dazu, abzuwarten, ob sich die Pulpa beruhigt. In manchen Fällen tut sie das nicht und es kommt zur irreversiblen Pulpitis. Wenn auch die Bakterien die Pulpa erreichen, bilden sich örtliche Abszesse, während die Pulpa abstirbt. Dies bezeichnet man als Pulpengangrän. Dieser Vorgang, den man großzügig als die Todeskrise des Zahns bezeichnen und in seiner dramatisch-sinnlichen Wucht dem Schlussakt einer Wagner-Oper gleichsetzen kann, dauert einige Tage bis zu einer Woche und ist mit sehr heftigen, aber auf den einzelnen Zahn begrenzten Schmerzen verbunden. Lassen sie nach, freut sich zwar der Patient. Aus der lebenden Zahnwurzel wurde nun aber totes Gewebe, das nach und nach Giftstoffe an den Körper abgibt. Ein auf diese Weise abgestorbener Zahn muss auf jeden Fall saniert oder entfernt werden.

Doch dieses Schicksal blüht keineswegs jedem Zahn und es ist auch nicht zwingend die Folge von Zahnfüllungen. An Zähnen, die nicht stark belastet werden, können handwerklich gut aufgebaute Füllungen Jahrzehnte überdauern, ohne dass der Patient damit irgendwelche Probleme bekommt. Die Beschreibung des Vorgangs sollte jedoch veranschaulichen, wieso heftige, hämmernde Zahnschmerzen überhaupt auftreten. Gegen sie können die üblichen Schmerzmittel eingesetzt werden, zur Verschreibung kann der Hausarzt aufgesucht werden und nach einigen Tagen stellt sich sowieso eine Ruhe ein, die zunächst als sehr wohltuend empfunden wird. Lässt der Patient die Angelegenheit dann auf sich beruhen, riskiert er eine tickende Zeitbombe, die sich vor allem im Bereich des Oberkiefers später sehr negativ bemerkbar machen kann, weil dort die Gefahr droht, dass bei einer Entzündung die Nasennebenhöhlen in Mitleidenschaft gezogen werden. Das kann bis zur Auflösung von Knochensubstanz führen und erhebliche Probleme verursachen. Außerdem kann ein marktoter Zahn auch noch eine apikale Parodontitis hervorrufen, also eine Parodontitis von innen her, die man erst erkennt, wenn es zu spät ist.

Vergleichsweise überschaubar sind die Folgen einer Pulpitis, wenn sie einen Wurzelbereich im Unterkiefer betrifft, doch auch hier sollte eine Behandlung sehr bald ins Auge gefasst werden. Wenn sich die Wurzelspitze eines abgestorbenen Zahns entzündet, teilt sich dies dem Patienten in der Regel zunächst als dumpfer Schmerz in der Tiefe des Kieferknochens mit. Eine schmerzhafte Schwellung des Zahnfleischs macht die Entzündung leicht erkennbar. Hieraus kann sich eine Vereiterung entwickeln, die nach und nach an die Oberfläche des Zahnfleischs dringen und diese durchbrechen kann, was vom Patienten aufgrund des nachlassenden Drucks durchaus als befreiend empfunden wird. Die dabei entstehende kleine Öffnung im Zahnfleisch heilt allerdings sehr schnell wieder zu und nun staut sich die Vereiterung erneut. Dieser Krankheitsverlauf ist zuweilen schmerzhaft und aufgrund des Druckgefühls im Abszessbereich lästig. Nur der Zahnarzt wird hier helfen können: Mit einem Skalpell öffnet er den Abszess, danach kann er ihn ausdrücken und einen Streifen mit antibakteriellen Wirkstoffen einlegen. Dass diese Behandlung nach Formaldehyd riecht, ist kein Zufall, es werden mitunter recht kräftig wirkende Substanzen eingebracht.

Ein Abszess sollte immer sofort behandelt werden, weil er sonst sehr gefährlich werden kann. Die größte Gefahr stellt dabei die infektiöse Cellulitis dar, eine durch Streptokokken oder Staphylokokken verursachte Infektion der Haut und des Unterhautgewebes. Von hier aus können Krankheitserreger weitere Körperbereiche angreifen und dabei lebenswichtige Organe schädigen. Es kann unter anderem zu Nierenversagen, Hirnhautentzündung und zur Blutvergiftung kommen. Doch auch ohne diese unguten Perspektiven gehören bestehende Entzündungen kurzfristig saniert. Weil man bei einer unbehandelten Vereiterung einen Entzündungsherd mit sich herumträgt, ist die Auslösung weiterer, nicht so dramatischer Beschwerden nicht auszuschließen. Es ist auch deshalb sehr wichtig, diese Entzündung möglichst bald in den Griff zu bekommen, entweder durch eine weitere Behandlung der Zahnwurzel durch den Wurzelkanal, durch die Entfernung der Wurzelspitze durch die Kieferwand oder durch die Wegnahme des ganzen Zahns.

Bei vielen Zahnerkrankungen gibt es mehrere verschiedene Behandlungswege, oft sind Patienten jedoch unsicher, welchen Weg sie wählen sollen, weil sie normalerweise selbst relativ wenig Sachwissen haben. Beispielsweise kann ein abgestorbener Zahn saniert und erhalten oder gleich gezogen und durch eine Brücke oder ein Implantat ersetzt werden. Welche Entscheidung die bessere ist, hängt von der individuellen Situation ab. Wenn man jedoch weiß, dass die Sanierung eines toten Zahns, auch wenn er dadurch zwanzig Jahre lang erhalten bleibt, durchaus eine Wurzelkanalbehandlung, eine Wurzelspitzenresektion, ein späteres nochmaliges Öffnen des Wurzelbereichs sowie mehrere Füllungen nach sich ziehen kann und letztlich doch zum Entfernen dieses Zahns führt, nachdem er zwei Jahrzehnte lang als Entzündungsherd auf den übrigen Körper ausgestrahlt hat, wird man seine Entscheidung vielleicht noch einmal überdenken.

Generell ist es dabei immer wünschenswert, die originale Zahnsubstanz möglichst lange zu erhalten. Ein toter Zahn kann

2

bei richtiger Konservierung gut und gerne zwanzig Jahre behalten werden. Andererseits treten innerhalb dieser Zeitspanne nicht selten gelegentliche Beschwerden auf: Der Zahn kann sich erneut entzünden, der Zahnschmelz kann aufgrund von Demineralisierung brüchig und instabil werden und eine vielleicht nicht erkannte Entzündung kann sich nachteilig auf die übrige Gesundheit des Patienten auswirken. Dabei lebt man mit dem Gefühl, dass sich der abgestorbene Zahn nach und nach in ein Wrack verwandelt. In meinem eigenen Fall (die unteren Seitenzähne 36 und 46) war einer der beiden Zähne zuletzt buchstäblich ein Scherbenhaufen aus mehreren Splittern seiner ursprünglichen Substanz, zusammengehalten von Kompositmaterial, und wurde bald darauf, wie auch sein gegenüberliegendes Pendant, durch ein Implantat ersetzt. Vielleicht hätte es zu anderen Komplikationen geführt, wenn man beide Zähne sofort ersetzt hätte, jedenfalls hätte es diese diversen Schwierigkeiten vermutlich vermieden.

Doch erst, als ich dieses Buch mit einer Zahnärztin besprach, wurde mir die eigentliche Ursache dieser Schwierigkeiten richtig bewusst: Wird der Wurzelkanal nicht vollständig saniert, kann immer ein Stück übrig bleiben, wo sich Mikroorganismen tummeln. Bessere Werkzeuge kosten mehr, als der Kassenarzt mit dem Behandlungstarif abdecken kann. Die Frage, die man sich stellen muss, lautet daher nicht: Wurzelkanalbehandlung oder Implantat? Sondern: Wurzelkanalbehandlung oder Wurzelkanalbehandlung?

Sie als Leser müssen sich entscheiden, wie Sie es richtig finden, und ich habe mich damals, mit Ende Zwanzig, aus naheliegenden Gründen für die finanziell günstigste Variante entschieden. Heute ist die Medizin weiter, und wenn Sie die bestmögliche und dauerhafteste Behandlung einer Zahnwurzelentzündung wünschen, rate ich Ihnen, einen Wahlarzt aufzusuchen. Weil er für die Behandlung nicht nur das Taschengeld des Kassentarifs erhält, kann er es sich leisten, Sie bestmöglich zu behandeln.

Das ist eine der vielen Entscheidungen, die der Patient selbst treffen muss. Der Zahnarzt und auch der Apotheker können ihm diese Entscheidungen nicht abnehmen, sie können ihn aber beraten, vor allem hinsichtlich der Konsequenzen der jeweiligen Behandlung. Wesentlich ist dabei, dass der Patient erkennt, dass er für seine Zähne weitgehend selbst verantwortlich ist, sowohl bei der Gesunderhaltung als auch bei der Wahl der passenden Behandlung.

2.2.3 Gingivitis und Aphten

Nicht jede Erkrankung im Mundraum betrifft direkt das Zahnmaterial. Die häufig vorkommende Zahnfleischentzündung (Gingivitis) wird meistens durch Bakterien ausgelöst und spielt sich im marginalen Zahnfleisch ab, also nicht in den Tiefen des Zahnhalteapparats (Parodontitis). Sie ist an einer Rötung und Schwellung des Zahnfleischs zu erkennen, ferner an seiner Blutung und an Ulzerationen. Das Zahnfleisch kann eine andere Oberflächenstruktur bekommen und es kann zu schlechtem Atem kommen (Halitosis). Schmerzen sind nicht unbedingt ein Erkennungsmerkmal der Zahnfleischentzündung.

Diese Erkrankung kann von allen in der Mundflora vorkommenden Bakterien verursacht werden, sie ist also weder auf einen bestimmten Erreger zurückzuführen noch auf eine spezifische Verschiebung der Mundflora, wie es bei Karies der Fall ist. Im chronischen Verlauf kann sich aus der Gingivitis eine Parodontitis entwickeln. Risikofaktoren liegen in schlechter Mundhygiene, genetischen Faktoren, Rauchen und Stressbelastung. Ein schwerer Krankheitsverlauf kann durch manche

Grunderkrankungen begünstigt werden. Außerdem gibt es einen Zusammenhang zwischen Gingivitis und der Alzheimer-Krankheit.[2]

Gingivitis wird ausgelöst, wenn das Immunsystem auf die Besiedlung durch Bakterien reagiert. Unbehandelt kommt es zu einer Schädigung des Zahnfleischgewebes, die Gingivitis kann dann in eine Parodontitis übergehen. Meistens wird dentale Plaque in den Zahnzwischenräumen oder an schwer zugänglichen Stellen gefunden, die für das Entstehen der Zahnfleischentzündung verantwortlich gemacht werden kann. Doch nicht immer ist Plaque die Ursache. Es gibt auch seltenere Varianten, die man auf die spezifische Besiedlung durch Bakterien, Viren oder Pilze zurückführen kann. Außerdem können Verletzungen oder Fremdkörper die Ursache einer Zahnfleischentzündung sein.

Anzeichen einer Gingivitis:
- Zahnfleischbluten
- Rötungen, Schwellungen
- Berührungsempfindlichkeit des Zahnfleisches
- Mundgeruch (Halitosis)
- Eiterbildung am Zahnfleisch

Die Gingivitis ist gegen den örtlich auftretenden Abszess abzugrenzen, der auf einen einzelnen entzündeten Zahn zurückgeführt werden kann. Ebenso unterscheiden sich auch die Behandlungsmethoden. In den meisten Fällen ist die Gingivitis durch Plaque bedingt, sie kann demnach durch intensive Mundhygiene geheilt werden. Zahnstein sollte entfernt

werden, außerdem sollte man den Patienten zu einer ausreichend gründlichen Mundhygiene hinführen. Beides hat sich auch zur Vorbeugung der Gingivitis bewährt. Falls diese Therapie nicht anschlägt, ist der Zahnarzt aufzusuchen. Er kann dann andere Ursachen suchen und die Therapie darauf abstimmen. Zur Soforthilfe bei zunächst unklarer Ursache ist eine konsequente Desinfektion des Mundraums der sinnvollste Therapieansatz. Hierfür eignet sich Chlorhexidin 0,2 % am besten, sofern es nicht dauerhaft angewendet wird. Alternativ oder im Wechsel können Teebaumöl und Kremo 058 empfohlen werden. Hilfreich ist es übrigens auch, sich die regelmäßige Desinfektion der Zahnbürste anzugewöhnen. Das kann durch Auskochen, Bestrahlung mit UV-Licht oder Desinfektion mit Chlorhexidin, Teebaumöl oder Äthanol geschehen. Von der Gingivitis ist die Aphte zu unterscheiden.

Eine sehr unangenehme Angelegenheit ist die Aphte, die jedoch von den mit einer Gingivitis einhergehenden Ulzerationen zu unterscheiden ist. Bei ihr handelt es sich um eine schmerzhafte, entzündlich umrandete umgebene Schädigung der Schleimhaut des Zahnfleischs, der Mundhöhle einschließlich der Lippen, der Tonsillen oder der Zunge. Dieser berührungsempfindliche Ulcus ist von einem weißlichen Fibrinbelag bedeckt und kann jedoch in Einzelfällen auch auf anderen Schleimhäuten auftreten. Meistens tritt die Aphte einzeln auf. Treten im Rahmen einer Primärinfektion mehrere gleichzeitig auf, spricht man von *Stomatitis aphthosa* (auch *Gingivostomatitis herpetica* oder Mundfäule). Treten Aphten rezidivierend (häufig wiederkehrend) auf, handelt es sich um eine chronisch rezidivierende Aphthose.

Aus welcher Ursache und wie genau Aphten entstehen, wurde bis heute nicht geklärt. Man vermutete Bakterien und Viren, allerdings ließen sich noch keine Zusammenhänge zwischen dem Auftreten dieser Krankheitserreger und

2 ▶ https://www.dw.com/de/z%C3%A4hneputzen-gegen-alzheimer-gingivitis-bakterien-greifen-nervenzellen-an/a-49100912, ▶ https://www.scinexx.de/news/medizin/mundbakterien-als-ausloeser-von-alzheimer/, ▶ https://www.focus.de/gesundheit/ratgeber/gehirn/demenz/alzheimer-so-schuetzen-sie-mit-zaehneputzen-ihre-nervenzellen_id_10804993.html.

2

dem der Ulzerationen nachweisen. Die aktuelle Diskussion tendiert in Richtung mehrerer Faktoren und verweist auch auf eine genetische Disposition, da eine familiäre Häufung rezidivierender Aphren bei einem guten Drittel der Patienten festgestellt wurde. Gluten kann bei bestehender Zöliakie ein Auslöser sein, ebenso bestimmte Nahrungsmittel wie Nüsse, Tomaten, spezielle Käsesorten, scharfe Gewürze, Hesperidien und Alkohol. Hormonelle Veränderungen, Stress, Vitamin-B12-, Eisen- oder Folsäuremangel und verminderter Säuregehalt des Magensaftes (Subazidität) sowie chronisch-entzündliche Darmerkrankungen, Morbus Behçet oder HIV-Infektionen können ebenfalls an der Entstehung von Aphten beteiligt sein. Demgegenüber lassen sich der Zyklus und die Schwangerschaft der Frau wie auch die Menopause als Einflussfaktoren ausschließen. Diskutiert werden chemische Irritationen, etwa durch Zahncreme mit dem Schaumbildner Natriumlaurylsulfat (SLS). Übrigens treten Aphten bei Rauchern weniger häufig auf als bei Nichtrauchern. Der Grund dafür dürfte in der Verhornung der Haut infolge des Rauchens (Hyperkeratose) liegen.

Die häufigste Erscheinungsform der Aphte ist die sogenannte Minor-Form mit einem Durchmesser von unter einem Zentimeter. Innerhalb von einer oder zwei Wochen heilen diese Aphten von selbst. Seltener ist doe Major-Form mit einem Durchmesser von bis zu drei Zentimetern, die monatelang bestehen bleiben kann und oft eine Narbe hinterlässt. Selten ist auch die als herpetiforme Ulcera bezeichnete Variante, bei der viele kleine Aphten gleichzeitig auftreten. Alle Aphten können, unabhängig von ihrer Größe, sehr schmerzhaft sein, wenn sie an einer stark beanspruchten Stelle auftreten. Es gibt weniger häufig auftretende Aphten, die überhaupt nicht schmerzen.

Die Diagnose erfolgt nach Augenschein (Ärzte sprechen dann vom „klinischen Bild"), da es hierfür keine Labortests gibt. Die Behandlung setzt bei den Ulcerationen an, da eine ursächliche Therapie bis heute nicht gefunden wurde. Die eventuell zugrunde liegenden systemischen Grunderkrankungen können vom Arzt behandelt werden.

Nach meiner eigenen Erfahrung als Patient führt die Verätzung mit Höllenstein zu einem schnellen Ende jeder kleineren Aphte. Allerdings gilt dieses Präparat inzwischen als nicht mehr zeitgemäß. Ansonsten gibt es eine Reihe schmerzstillender Präparate als Sprays, Mundspülungen und Salben sowie weitere adstringierende Mittel wie Rhabarberwurzelextrakt, Myrrhentinktur, Phenolsulfonsäureverbindungen und das Kresolsulfonsäure-Polykondensat Policresulen, Zinksulfat und verdünnte Wasserstoffperoxidlösung, die übrigens auch leicht antiseptisch wirkt. Als entzündungshemmende Mittel haben sich ätherisches Teebaum-, Melissen-, Kamillen- und Salbeiöl bewährt, die punktuell angewendet werden können. Außerdem gibt es für die Selbstanwendung Applikatoren, mit denen man eine Mischung aus sulfonierten Phenolen und Schwefelsäure aufbringen kann, welche die durch Aphthen ausgelösten Beschwerden durch Auflösung des Biofilms mittels Dehydrierung lindern soll.

■ **Näher betrachtet: Aminomed-Zahncreme für gereiztes Zahnfleisch**

Die Firma Dr. Liebe Nachfolger, die auch die kleinen roten Ajona-Tuben füllt, hat mit Aminomed eine Spezialzahncreme im Programm, die besonders gut bei Zahnfleischreizungen und empfindlichen Zähnen helfen soll. Laut Angaben des Herstellers hilft diese medizinische Kamillenblüten-Zahncreme beim Schutz vor Zahnfleischentzündungen und Karies.

Sie enthält entzündungshemmende und antibakterielle Inhaltsstoffe wie Bisabolol, Panthenol und den Blüten-Extrakt der Echten Kamille. Damit pflegt und kräftigt sie das Zahnfleisch, während ätherische Öle für reinen Atem und ein frisches Mundgefühl sorgen. Dazu gibt es außerdem ein Doppel-Fluorid-System aus Amin- und Natriumfluorid, das den Zahnschmelz härtet und in Verbindung mit Xylitol Karies vorbeugt. Mit einem sehr mäßigen RDA-Wert von 50 eignet sich diese Zahncreme sehr gut zur Anwendung bei empfindlichen Zähnen oder Zahnhälsen.

Der Hersteller zeigt mit dieser Zahncreme, dass er keineswegs prinzipiell gegen Fluorid eingestellt ist. Während Ajona kein Fluorid enthält, sind die beiden anderen Zahncremes Aminomed und Pearls & Dents mit zwei verschiedenen Fluoriden ausgestattet. Alle drei Zahncremes sind gute Beispiele für sinnvolle Formulierungen unter Mitverwendung natürlicher ätherischer Öle.

Geschmacklich fällt Aminomed ganz besonders positiv auf, sie ist im Bereich des frischen, leicht medizinischen Aromas angesiedelt, das in ihrem Fall durch die sehr deutliche, aber unaufdringliche Kamillennote sehr angenehm abgerundet wird. Die Zugabe von Xylitol macht die Sache nicht nur etwas süßer, sondern hemmt nachweislich das Wachstum schädlicher Keime in der Mundflora. Alles in allem ist Aminomed also eine hervorragende Zahncreme, vielleicht so etwas wie eine auf den neuesten Stand gebrachte Ajona.

2.2.4 **Parodontitis**

Ähnlich wie die Gingivitis ist auch die Parodontitis – landläufig etwas unpräzise als Parodontose bezeichnet – eine Entzündung im Bereich rund um den Zahn, allerdings liegt sie tiefer. Sie betrifft nämlich nicht das sichtbare Zahnfleisch, sondern den darunter verborgenen Zahnhalteapparat. Fortschreitende Parodontitis hat

daher die Lockerung und im Extremfall den Verlust der Zähne zur Folge. Auf dem Weg dorthin bildet sich das Zahnfleisch zurück. Die operative Sanierung ist aufwendig und schmerzhaft, daher sollte diese Krankheit nach Möglichkeit durch richtige Prophylaxe verhütet oder, sofern sie noch im Anfangsstadium ist, zügig gestoppt werden.

Es gibt zwei Arten von Parodontitis, nämlich die von der Wurzelspitze (apikal) und die vom Zahnfleischsaum (marginal) ausgehende. Beide Formen können auch ineinander übergehen. Einer apikalen Parodontitis liegt ein marktoter Zahn zugrunde. Der Zahnarzt wird ihn durch eine Wurzelkanalbehandlung oder eine Wurzelspitzenresektion konservieren oder ihn ganz wegnehmen.

Dass die Bezeichnung Parodontose heute nur noch historische Bedeutung hat, liegt übrigens daran, dass er einen nicht entzündlichen Knochenabbau benennt, der hier aber normalerweise nicht vorkommt. Deswegen gibt es diesen Begriff auch nicht in der aktuellen Klassifikation der Parodontalerkrankungen. Die Endung –itis steht immer für einen entzündlichen Prozess, und um den handelt es sich auch hier.

Ebenso wie Gingivitis wird auch Parodontitis durch bakterielle Plaque ausgelöst. Beides ist durch Röntgenbefund voneinander zu unterscheiden: Bei der Gingivitis ist nur das Zahnfleisch entzündet, bei der Parodontitis wird auch der Abbau von Knochensubstanz festgestellt. Eine nicht behandelte Gingivitis kann auf den Zahnhalteapparat ausgreifen, es kommt aber auch vor, dass dies nicht geschieht.

> **Gut zu wissen**
>
> Nicht alle im Mund siedelnden Bakterien können eine Parodontitis verursachen, sondern nur wenige. Sie werden als Hauptleitkeime bezeichnet:

2

Aa, *Aggregatibacter actinomycetemcomitans* (*Actinobacillus actinomycetemcomitans*)
Pg, *Porphyromonas gingivalis*
Pi, *Prevotella intermedia*
Bf, *Bacteroides forsythus* (neu: *Tannerella forsythia*)
Td, *Treponema denticola*

Die Ursachen und Risikofaktoren der Parodontitis gleichen denen der Gingivitis. Diabetes mellitus, Schwangerschaft, offene Karies, Mundatmung und Zähneknirschen können das Auftreten von Parodontitis begünstigen, außerdem allgemeine Abwehrschwäche und unausgewogene Ernährung (früher beispielsweise Skorbut infolge von Vitaminmangel). Omega-3-Fettsäuren, die Vitamine C und D sowie Ballaststoffe helfen gegen Parodontitis.

Diese Krankheit kann auch durch störende Metallteile im Mund verursacht werden, die etwa im Zuge einer kieferorthopädischen Behandlung oder durch ungesunde Moden (z. B. Piercings oder „Fake Braces", also falsche, rein dekorative Zahnspangen) eingebracht worden sind.

Anzeichen einer Parodontitis:
- Zahnfleischbluten
- Rötungen, Schwellungen
- Berührungsempfindlichkeit des Zahnfleisches
- Mundgeruch (Halitosis)
- Eiterbildung am Zahnfleisch
- Zahnfleischrückgang („die Zähne scheinen länger zu werden")
- Zahnlockerung/-wanderung.

Zur Vorbeugung sollte bei der Zahnpflege darauf geachtet werden, immer auch die Zahnzwischenräume sehr gründlich zu säubern. Hierfür kann man Zahnseide oder Interdentalbürsten verwenden, auch die Munddusche kann empfohlen werden, sie jedoch nur zur Entfernung von Essensresten und für ein frischeres Mundgefühl. Beläge auf der Zunge sollten regelmäßig entfernt

werden. Zur Bekämpfung schädlicher Mikroorganismen im Mund kann mit den hierfür geeigneten Mitteln gespült werden. Regelmäßige Kontrollen durch den Zahnarzt sind unerlässlich: Dort kann das aktuelle Krankheitsstadium festgestellt und können geeignete Gegenmaßnahmen ergriffen werden. Diese Kontrollen sollten häufiger anberaumt werden, wenn sich das Risiko, an Parodontitis zu erkranken, aufgrund der genannten Faktoren erhöht hat. Dadurch ist es möglich, sehr früh auf Veränderungen des Zahnhalteapparats zu reagieren. Außerdem sollten natürlich die Risikofaktoren, wenn möglich, verringert werden.

Wissenswertes über Parodontitis
- Gegen Karies, Gingivitis und Parodontitis können die unter der Bezeichnung BLIS erhältlichen bacteriocinartigen Hemmsubstanzen eingesetzt werden. Es handelt sich dabei um Toxine auf der Basis von Eiweißmolekülen, die antibiotische Eigenschaften aufweisen und ähnlich hemmend wirken wie die von einigen Bakterienarten gebildeten Toxine. Diese als bakterielle Ersatztherapie bezeichnete Behandlungsweise sollte mit dem Zahnarzt abgesprochen werden.
- Eine schnell verlaufende Form der Parodontitis wird ergänzend mit Antibiotika, etwa einer Munddesinfektion mit Metronidazol behandelt. Da die richtige Behandlung sehr stark davon abhängt, welche Mikroorganismen für die Krankheit verantwortlich sind, stoßen die Beratungsmöglichkeiten des Zahnarztes hier an ihre Grenzen.
- Die richtige Therapie besteht nach aktuellem Stand aus der Entfernung der Beläge und Konkremente, die sich oberhalb und unterhalb des Zahnfleischsaums befinden. Dazu gibt es Anweisungen zur richtigen Mundhygiene, Umstellung der Ernährung

bzw. der Lebensgewohnheiten, wobei auch regelmäßige Bewegung eine Rolle spielt.

- Auch nach erfolgreicher Therapie besteht immer die Gefahr, dass die Entzündung erneut auftritt. Daher ist eine regelmäßige Nachsorge nötig, die ebenfalls eine Domäne des Zahnarztes ist. Eine regelmäßige Mundhygiene und regelmäßig durchgeführte professionelle Zahnreinigungen begleiten den Patienten nach einer austherapierten Parodontitis dauerhaft.
- Unbehandelt begünstigt Parodontitis das Auftreten von Herz-Kreislauf-Erkrankungen, Diabetes mellitus und Rheuma. Auch werden Frühgeburten wahrscheinlicher (Erhöhung um den Faktor 7).

2.2.5 Mundgeruch (Halitosis) und Mundtrockenheit

Seit der Mensch einigermaßen auf sein Erscheinungsbild achtet, ist auch der unter dem Begriff *Foetor ex ore* subsumierte Problemkreis ein Dauerbrenner, der es nebenbei sogar in die griechische Mythologie geschafft hat. Es geht dabei um den schlechten Geruch der Atemluft. Dabei ist zwischen Halitosis und Foetor ex ore zu unterscheiden: Während dieser Bezeichnung eine Ursache zugrunde liegt, die im Mund zu suchen ist, bezieht sich jene auf eine generell unangenehm riechende Ausatemluft, die auch aus der Nase kommen kann und deshalb auch eine extraorale Ursache haben kann. In der ausgeatmeten Luft wurden inzwischen ungefähr dreitausend flüchtige Verbindungen gefunden, die allerdings nur etwa 1 % des Luftvolumens ausmachen. Hinzu kommen ungefähr 4 % Kohlendioxyd, 17 % Sauerstoff und

78 % Stickstoff. In dem einen Prozent können Verbindungen enthalten sein, die stark riechen und damit das Aroma der Abluft entscheidend prägen. Vor allem Schwefelverbindungen machen sich hier deutlich bemerkbar, namentlich Schwefelwasserstoff, außerdem Methanthiol (Methylmercaptan) und Dimethylsulfid sowie Amine, Diamine und andere Stickstoffverbindungen, Ketone und kurzkettige Carbonsäuren wie Propionsäure und Buttersäure. Diese Verbindungen entstehen als Zersetzungsprodukte im bakteriellen Stoffwechsel.

In den meisten Fällen liegt die Ursache in der Mundhöhle, wo sich viele Bakterien befinden. Parodontitis und Karies können ebenso zu Mundgeruch führen wie mangelnde Mundhygiene, Zungenbelag, Infektionen und Entzündungen sowie eine unsaubere Prothese. Auch Abszesse gehören zu den denkbaren Auslösern. Das bedeutet: Wenn Mundgeruch festgestellt wird, sollte stets nach Unregelmäßigkeiten im Mund- und Rachenraum gesucht werden. Auch die Lebensgewohnheiten spielen eine Rolle, so kann Alkohol (auch in Mundwässern) etwas dazu beitragen, ebenso das Rauchen. Bestimmte Nahrungsmittel riechen schon für sich genommen streng, außerdem gibt es schwefelhaltige Arzneimittel, die ebenfalls zu Mundgeruch führen können. Auch Mundtrockenheit zählt mit zu den möglichen Ursachen.

Eine Abmagerungskur kann auf zweierlei Weise zu Mundgeruch führen, sie markiert damit den Übergang zu den extraoralen Ursachen. Aufgrund der fehlenden Nahrungsaufnahme sind die Selbstreinigungsvorgänge im Mundraum gestört. Doch zusätzlich kann die Ernährungsumstellung zur Ketose führen. Das ist ein Hunger-Stoffwechselzustand, bei dem vermehrt saure Ketonkörper auftreten, die dem Körper anstelle von Glukose als Energiequelle dienen. Bei schlecht eingestelltem Diabetes mellitus kann Ketose ebenfalls auftreten und als

2

Ketoazidose gefährlich werden. Ketogene Diäten gelten als erfolgreich und praktisch, weil man essen kann, „soviel man will", solange man konsequent auf Kohlenhydrate verzichtet. Dann werden Fettsäuren zu Ketonkörpern abgebaut, weil keine Glukose zur Verfügung steht. Als „GI-Diät", „Glyx-Diät" oder „Low-Carb-Diät" hat dieses Konzept in den letzten Jahren viele Anhänger gefunden, auch die Atkins-Diät, die in den achtziger Jahren sehr populär wurde, beruht darauf. Kritiker geben zu bedenken, dass die verstärkte Zufuhr von Fetten auch nicht eben gesund ist. Und: Die Ketose riecht man.

In fünf bis acht Prozent der Mundgeruchfälle liegt die Ursache im Hals-Nasen-Ohren-Bereich, meist wird eine Mandel- oder Nasennebenhöhlenentzündung festgestellt. Unter den Erkrankungen, die Mundgeruch hervorrufen können, seien Diabetes mellitus, Lebererkrankungen, Nierenversagen sowie die Störung der Darmflora erwähnt. Auch können Darmgase in den Blutkreislauf diffundieren und über die Lunge abgeatmet werden.

Ein großer Nachteil des Mundgeruchs besteht darin, dass der Patient ihn normalerweise nicht selbst feststellen kann. Dafür werden inzwischen Messgeräte angeboten, sogenannte Halimeter, die allerdings eher kontrovers bewertet werden und auch nur eine begrenzte Anzahl von Messungen durchführen können. Geräte dieser Art messen den Schwefelgehalt der Atemluft. Die Zuverlässigkeit dieser Geräte ist nicht gesichert. Eine genauere Diagnostik ist dem HNO-Arzt möglich, im positiven Fall wird eine internistische Untersuchung durchgeführt, um eine den Mundgeruch verursachende Erkrankung festzustellen.

Die für den Geruch verantwortlichen Verbindungen können Hinweise auf eine Erkrankung liefern, weshalb versucht wurde, manche Stoffe präzise festzustellen. Diese Methoden sind allerdings derzeit noch begrenzt. Sinnvoll ist das nur zur Feststellung von *Heliobacter pylori*, Laktoseintoleranz sowie den Alkoholgehalt des Bluts.

Auch wenn Mundgeruch ein wichtiges Thema ist, haben ihn viele, die ihn zu haben glauben, in Wirklichkeit nicht. Die Angst vor dem eigenen Mundgeruch nennt man Halitophobie. In den meisten Fällen von Mundgeruch hilft eine Verbesserung der Mundhygiene, beispielsweise in Kombination mit einer professionellen Behandlung in der Zahnarztpraxis. Karies, Zahnfleischentzündung und eventuell vorhandene Abszesse müssen saniert werden. In der Regel verbessert sich dadurch die Situation insgesamt. Falls nicht, ist eine regelmäßige Reinigung der Zunge zu empfehlen. Hierfür werden spezielle Zungenreiniger angeboten, die man mehrmals mit etwas Druck von hinten nach vorne über die Zunge zieht. Dadurch wird der Zungenbelag abgeschabt, man kann ihn dann einfach wegspülen. Allerdings ergreift der Zungenreiniger nicht alles, was sich in der feinen Struktur der Zungenoberfläche festgesetzt hat, weswegen man ihn mit weiteren Maßnahmen kombinieren sollte. Hier leisten moderne Mundspülungen oder Pastillen (z. B. Kremo 058) hilfreiche Dienste.

Für Mundspülungen eignen sich besonders gut (auch kombiniert):
- Salbeitee
- Thymiantee
- Ringelblumentee
- Malventee
- Mundpflegelösungen
- Antibiotika-Lösung (z. B. Metronidazol, Cetylpyridiniumchlorid (CPC), Chlorhexidin, letzteres kombiniert mit Zink).

Es ist sehr hilfreich, diese Mundspülungen mit Xylitol zu süßen, weil hierdurch die Mundflora positiv beeinflusst wird. Ein Überdecken des Mundgeruchs mit Pastillen, Kaugummi oder Mundspray behebt die Problemursache ebenso wenig wie die Benutzung eines Mundwassers der klassischen Art, allerdings können solche Produkte für den Moment gute Abhilfe schaffen. Ihre Verwendung sollte mit einer tieferreichenden Behandlung des Mundgeruchs einhergehen, so etwa mit der Ansiedlung probiotischer Keime, die als Lutschtabletten angeboten werden.

Bei den Mundspülungen gibt es aber etwas Wichtiges zu beachten. Die Bakterienflora im Mund besteht zum überwiegenden Teil aus „guten" Bakterien, die zum Teil wichtige Funktionen haben. Die Wirkstoffe vieler Mundspülungen töten leider nicht nur die schädlichen Mikroorganismen ab, sondern auch die guten, von denen es ja mehr gibt – das verschafft den schädlichen Bakterien bei der Wiederbesiedlung des Mundraums einen Startvorteil. Die Folge ist, dass sich diese Krankheitserreger stärker ausbreiten. Das ist eines der Hauptargumente gegen aggressive Mundspülungen wie Listerine oder Chlorhexidin. Wer sich die Zeit für die rein mechanische Reinigung der Zähne nimmt, kann dadurch also einer negativen Entwicklung seiner Mundflora vorbeugen.

Werkzeuge für die Mundhygiene

Inhaltsverzeichnis

© Der/die Herausgeber bzw. der/die Autor(en), exklusiv lizenziert durch
Springer-Verlag GmbH, DE, ein Teil von Springer Nature 2020
A. Glück, *Ratgeber Zahngesundheit*, https://doi.org/10.1007/978-3-662-61870-7_3

3

Zahnpflege kann, wie auch die Behandlung von Zahnerkrankungen, auf verschiedenen Niveaus stattfinden. Es ist möglich, seine Zähne mit größerem technischen Aufwand zu pflegen oder mit geringerem, man kann mehr auf elektrische Geräte setzen oder mehr auf Chemie, man kann auch bei der Behandlung zwischen dem technisch Möglichen und dem Notwendigen wählen. Dabei spielt nicht nur der finanzielle Hintergrund eine Rolle, sondern auch das Verhältnis des Patienten zur Technik und zur Medizin, seine Einstellung gegenüber Chemikalien wie Fluor oder Chlor, sogar seine Grundhaltung hinsichtlich der Natürlichkeit der Mittel. Schon mit dem guten alten Natriumbicarbonat kann man sich im Handumdrehen eine Mundspülung zubereiten, die nach dem Essen zuverlässig Säuren blockt und damit eine immense Wirkung für die Zahngesundheit entfaltet. Allerdings hält die Wirkung nicht sehr lange an, weswegen dieses Hausmittel wirklich nur als kurzfristiger Säurestopper nach Salat oder Zitronen funktioniert. Ein weiteres niederschwelliges, aber hochwirksames Mittel zur Mundhygiene ist Teebaumöl, dessen keimtötende Wirkung es fast auf eine Stufe mit dem Totaldesinfiziens Chlorhexidin stellt. Zwar liegt die Wahl beim Patienten selbst, der fährt allerdings mit einer abwechselnden Verwendung beider Mittel am besten. Denn Chlorhexidin soll immer nur während eines begrenzten Zeitraums angewendet werden, danach braucht man eine Alternative. Für Menschen mit hohem Blutdruck kann der Wirkstoff in Kombination mit Sport sogar gefährlich werden, weil er auch jene Bakterien abtötet, die für die Umwandlung von Nitrat in Nitrit zuständig sind. Aus Nitrit wird im Körper Stickstoffmonoxid gebildet, das gefäßerweiternd wirkt.[1]

---

[1] ▶ https://www.blutdruckdaten.de/lexikon/ mundspuelungen-reduzieren-blutdrucksenkende-wirkung-von-sport.html

> **Gut zu wissen**
>
> Dass man zwei- bis dreimal täglich die Zähne putzen soll, am besten nach dem Essen, weiß heute jedes Kind. Aber dass man unmittelbar nach dem Genuss von Säuren die Zähne nicht putzen soll, ist Spezialwissen. Der Zahnschmelz ist dann empfindlich und kann durch das Putzen geschädigt werden.

Wie eingangs erwähnt, werden die Zähne durch Zucker und schädliche Mikroorganismen geschädigt. Dem Zucker kann man durch verantwortungsvolle, bewusste Ernährung beikommen, den Bakterien durch eine Verbesserung der Mundhygiene. Dabei ist zwischen ästhetischer und gesundheitlicher Mundhygiene zu unterscheiden, auch wenn beide Bereiche eine Schnittmenge aufweisen, beispielsweise Maßnahmen gegen Mundgeruch oder gegen Plaque.

Mundhygiene bedeutet, dass man sauber ist, also vor allem frei von sichtbaren Verunreinigungen, aber auch möglichst frei von Krankheitserregern. Zahnbelag, Verfärbungen, Zahnschäden und dergleichen machen auf unsere Mitmenschen einen sehr negativen Eindruck. Aber wir tun uns mit besserer Mundhygiene vor allem selbst einen großen Gefallen, denn wir fühlen uns sauberer, gesünder und nicht zuletzt auch attraktiver. Manches kann nur der Zahnarzt aus der Welt schaffen, beispielsweise bietet er die Entfernung von Zahnstein und die „professionelle Mundhygiene" an. Letztere wird in der kritischen Literatur als weitgehend kosmetisch bezeichnet, aber sie gibt das gute Gefühl, etwas für die Zähne getan zu haben. Verfärbungen können dabei ebenfalls behandelt werden, die Zahnoberflächen werden glatter und bieten deshalb weniger Anhaftungsmöglichkeiten für Bakterien. Inwieweit man das als Patient auch im Alleingang schafft – Spezialzahncremes für weißere Zähne erfreuen sich wachsender Beliebtheit –, sei dahingestellt: Nicht jeder Zahn hat eine weiße Farbe, und wenn der Zahn nun einmal gelblich ist, wird man ihn nicht so ohne weiteres weiß bekommen. Hierin zeigt sich pars pro toto die große Diskrepanz zwischen Werbeversprechen und Wirklichkeit: Versprochen wird viel, aber nur wenig davon kann auch eingehalten werden.

Um im Beispiel zu bleiben: Inzwischen bedienen sich die Zahncremehersteller einer optischen Täuschung, die man schon vor über hundert Jahren nutzte, um die Wäsche weißer erscheinen zu lassen: Man färbte sie leicht blau. Das machen nun auch Zahncremes, die einen schnellen Weiß-Effekt versprechen. Abgesehen davon, dass solche Tricks nichts mit Mundhygiene und schon gar nichts mit Zahnpflege zu tun haben, ist auch der Effekt gelegentlich anders als erwartet: Wenn man nämlich einen gelben Zahn blau tönt, wird er nicht unbedingt weiß, sondern möglicherweise grünlich. Der aufgeklärte Patient sollte den vollmundigen Anpreisungen aus den Werbeabteilungen generell eher skeptisch gegenübertreten, und dabei wird ihm der Apotheker als mittlerweile vollständig von Industrie und Großhandel vereinnahmter Schubladenzieher nicht immer eine gute Hilfe sein.

Auch bei manchen anderen Mundhygieneprodukten könnte es nicht schaden, wenn sich der Apotheker einmal genauer mit der Inhaltsliste befassen würde. Es gibt sie durchaus, die hochwirksamen Zutaten, die sofort für mehr Sauberkeit im Mund und damit für gesündere Zähne sorgen. Sie sind aber beileibe nicht überall enthalten. Und manche werden in ihrer Wirkung von anderen Substanzen neutralisiert, beispielsweise Chlorhexidin durch Natriumlaurylsulfat. Denn nur durch seine Kompetenz könnte sich der Apotheker vom Discounter abgrenzen, wo all die Tuben und Flaschen stehen, deren Wirkung sich allenfalls in der Werbung zeigt.

Für ausreichende Mundhygiene braucht man zwingend eine Zahnbürste mit einer individuell geeigneten Zahncreme, nach Möglichkeit eine effektive (!) Mundspülung, je nach Situation und Neigung auch Zahnseide sowie das eine oder andere Zusatzprodukt wie Zahnpflege-Kaugummi oder Präparate zur Verbesserung der Mundflora. Zur Stärkung der Zähne können fluoridhaltige Präparate („Zahntabletten", Gels oder Spülungen) eingesetzt werden, für den Wiederaufbau des bereits angegriffenen Zahnschmelzes stehen spezielle Cremes und Lösungen zur Verfügung, in denen Fluoride oder zahnschmelzähnliche Partikel gelöst sind, die sich, zumindest in der Theorie, an den Zahn anlagern sollen und dadurch besseren Schutz bieten.

Die richtige Zahnpflege setzt nicht oben an, bei den hochtechnischen Spezialprodukten, sondern ganz unten, an der Basis. Die einfachste und wichtigste Waffe gegen Zahnerkrankungen ist und bleibt die Zahnbürste. Wer schon hier nachlässig ist, dem bringen Spitzenzahncremes auch keinen Vorteil. Und bei Zahnseide reicht es nicht, sie gekauft zu haben, wenn man sie dann nicht verwendet. Entscheidend ist also, dass der Patient genau das findet, was für seine persönliche Situation richtig und geeignet ist und was er dann auch regelmäßig verwendet. Die Lösung kann also auch im Einfachen liegen, im Natürlichen oder Praktischen. Der Anwender muss es nutzen, damit es optimal nützen kann.

■ **Näher betrachtet: Mundhygiene und Zahnpflege bei Krebserkrankungen**

Patienten, die wegen einer Krebserkrankung in Behandlung sind, müssen sich besonders gründlich um ihre Mundhygiene und Zähne kümmern. Dies hängt mit einer Reihe von Nebenwirkungen von

Chemo- und Strahlentherapien zusammen, die sich unmittelbar auf die Mundschleimhaut auswirken können. Deshalb ist es auch wichtig, vor Beginn einer Krebsbehandlung den Zahnarzt aufzusuchen, um mögliche Zahn- und Zahnfleischprobleme zu beheben, damit sie nicht zu Komplikationen bei der Therapie führen können. Dabei kann man sich auch über schonende und gründliche Zahnpflege beraten lassen.

Entzündungen der Schleimhäute (Mukositis) kann als Folge von Chemotherapie und Bestrahlung auftreten, weil die Schleimhautzellen besonders empfindlich für deren Nebenwirkungen sind (bei Bestrahlungen nur dann, wenn sie mitbestrahlt werden, bei Chemotherapie nur im Hochdosisbereich). Betroffen sind davon meist die Wangeninnenseiten, die Seiten und die Unterseite der Zunge sowie der Rachenraum, außerdem spüren Patienten ein Brennen im Mund und reagieren empfindlich auf manche Speisen. Alkohol und Rauchen, starke Gewürze oder Saure Speisen sowie starke Temperaturunterschiede beim Essen und Trinken können diese Beschwerden verstärken. Auch Diabetes mellitus und eine längere Behandlung mit Cortison wirken hier verstärkend. Stärkere Entzündungen können zu Ulzerationen führen, außerdem können sich auf der geschädigten Schleimhaut Krankheitskeime ausbreiten. Da die Sache schmerzhaft ist, nehmen die Patienten oft auch nicht genug Essen und Trinken zu sich.

Allerdings klingen die Beschwerden nach einiger Zeit auch wieder ab. Zur Vorbeugung und Behandlung ist eine gute Mundhygiene sehr wichtig, allerdings lassen sich Entzündungen der Mundschleimhaut auch nicht völlig ausschließen. Trotzdem sollten die Zähne regelmäßig und gründlich geputzt werden, herausnehmbare Prothesen müssen ebenfalls gründlich gereinigt werden. Ein Trick ist übrigens, während der Chemo-Infusion Eiswürfel zu lutschen,

damit die Durchblutung der Mundschleimhaut heruntergefahren wird. Die Folge ist, dass dadurch weniger Medikamente in die Mundschleimhaut gelangen. Das sollte man jedoch nur dann machen, wenn der Tumor nicht im Mundbereich ist, weil sonst der Behandlungserfolg beeinträchtigt wird. Vor Chemo- oder Strahlenbehandlungen sollte der Mundraum ausgespült werden, wobei hierfür nicht zwingend die schweren Geschütze aufgefahren werden müssen. Eine gute, desinfizierende und alkoholfreie Spüllösung sollte hierfür gut einsetzbar sein.

Frühe Anzeichen für die orale Mukositis sind Rötungen und Schwellungen der Schleimhäute, auch eine ruhende Lippenherpes kann hier wieder in Erscheinung treten. Bei besonderen Auffälligkeiten, Belägen und auch beim Verdacht auf Pilz- und andere Infektionen ist immer der Arzt aufzusuchen.

Auch wenn man während der Behandlung nichts isst oder Unwohlsein und Schmerzen verspürt, sollte man nicht auf die regelmäßige Mundhygiene und Zahnpflege verzichten. Mit einer weichen Zahnbürste und einer schonenden Zahncreme lässt sich da einiges ausrichten, und wenn es gar nicht geht, kann nach Rücksprache mit dem Zahnarzt auch auf eine starke Mundspülung ausgewichen werden. Sanfte Mundspülungen mit Salbei (auch als Tee) runden die Zahnpflege ab und sorgen für einen etwas besseren Geschmack im Mund. Kamillenzubereitungen können die Mundtrockenheit verstärken. Über weiterreichende Maßnahmen zur Zahnpflege ist je nach Sachlage zu entscheiden. Die Mundhygiene muss für den Patienten auch zumutbar sein. Hier können aber auch lokal wirkende Schmerzmittel helfen. Gegen trockene Lippen helfen pflegende Lippenstifte oder Cremes.

Krebsbehandlungen können auch zur Mundtrockenheit (Xerostomie) führen. Hiergegen können spezielle Produkte zum

Befeuchten eingesetzt werden, auch kann man versuchen, die Speichelproduktion anzuregen. Betroffene Patienten sollen auch viel trinken, wobei natürlich auf gezuckerte und saure Getränke verzichtet werden soll. Im Nachgang einer hoch dosierten Bestrahlung der Speicheldrüsen kann es zu fortdauernder Mundtrockenheit kommen. Diese Patienten benötigen regelmäßig künstlichen Speichel oder spezielle Präparate, damit Folgeschäden vermieden werden.

3.1 Arten von Zahnbürsten

Bis zum Aufkommen der ersten elektrischen Zahnbürsten war die gewöhnliche Zahnbürste das Mittel der Wahl. Sie steht wie kein anderes Werkzeug für die Reinigung der Zähne und ist für diesen Zweck – die richtige Anwendung vorausgesetzt – auch weitgehend ausreichend. Ursprünglich wurden diese Bürsten mit Naturborsten besteckt, auch heute noch sind solche Modelle erhältlich. Ihr Vorteil liegt neben der Vermeidung von Kunststoff in der natürlicheren Borstengeometrie, der ein schonenderes Putzverhalten nachgesagt wird. Billiger und möglicherweise auch haltbarer sind moderne Zahnbürsten aus Kunststoff, wobei es eine Frage des Geschmacks bzw. der ideologischen Ausrichtung ist, ob der Griff aus Naturmaterial gefertigt wird. Für die Zahnreinigung selbst ist das ohne Belang. Es ist außerdem völlig egal, ob die Zahnbürste ein angedeutetes Gelenk aufweist oder nicht. Entscheidend ist die Biegsamkeit des Griffmaterials, wogegen die lediglich als Design-Gag gestaltete Biegestelle mancher als „klüger" beworbener Zahnbürsten keine echte Gelenkfunktion aufweist, wie man leicht ausprobieren kann. Offenbar hat das noch niemand bemerkt.

Übrigens sind die Härte bzw. Weichheit des Borstenbesatzes und der beim Putzen aufgewendete Druck wesentlich wichtiger

als die Elastizität des Griffs. Wenn man beim Putzen mit weichem Borstenbesatz zu stark aufdrückt, wird man keinen Schaden anrichten, sondern lediglich die Bürste ruinieren. Anders verhält es sich mit harten Borsten: Diese haben eine sichtbar abrasive Wirkung auf den Zahn, der von ihnen nach und nach abgeschliffen wird. Noch erheblich stärker wirkt sich die Schädlichkeit harter Borsten bei falscher Anwendung aus, wenn man eine elektrische Zahnbürste verwendet. Es ist ein Irrtum, anzunehmen, die harte Zahnbürste hätte eine bessere Putzwirkung. Denn auch mit weichen Borsten kann man bei richtiger Anwendung einen optimalen Putzeffekt erzielen.

Handzahnbürsten gibt es in weich, mittel und hart. Auch wenn man mit harten Borsten ein intensiveres Putzerlebnis spürt, so reinigen sie nicht besser, sondern sie greifen die Zahnsubstanz an. Eine weiche oder mittlere Zahnbürste ist völlig ausreichend, wenn man sie richtig und vor allem lange genug verwendet. Wie man das macht, lernen Kinder in der Schule. Es gibt hierbei offenbar verschiedene Techniken, die je nach Mode gelehrt werden. Eine davon besteht in kreisenden Bewegungen, eine andere in einer Putzrichtung von Rot nach Weiß. Es lässt sich durchaus auch vertreten, längs zum Zahnfleischsaum zu putzen, weil man auf diese Weise den Übergangsbereich zwischen Zahnfleisch und Zähnen besonders gründlich reinigen kann. Letztlich ist jede Technik richtig, wenn sie mindestens zwei Minuten lang angewendet wird, dabei jeden Zahn von allen erreichbaren Seiten aus putzt und vielleicht auch der Zunge ein paar Reinigungsbewegungen zuteil werden lässt. Richtig falsch ist nur diese ganz kurze Gewohnheitstechnik, bei der man mit wenigen, stärkeren Bewegungen ein- oder zweimal über die Zähne fährt, um hinterher sagen zu können, man habe die Zähne geputzt.

So wichtig wie die richtige Anwendung der Zahnbürste ist auch die Regelmäßigkeit

3

ihres Gebrauchs. Zweimal täglich die Zähne zu putzen, ist das absolute Minimum. Dreimal ist besser, nach Möglichkeit gleich nach dem Essen. Damit man dabei fluoridhaltige Zahncremes nicht zu häufig verwendet, kann man beispielsweise mittags auf eine sanftere Zahncreme ohne Fluorid wie etwa die schon seit Jahrzehnten bekannte „Ajona" ausweichen. Wer das Zähneputzen gleich mit einer Munddesinfektion verbinden und nebenbei auch den Bürstenkopf desinfizieren will, dem kann man reines Teebaumöl empfehlen. Ein Tropfen davon kommt auf den angefeuchteten Bürstenkopf, darüber die Zahncreme – die Wirkung ist frappant, der Aufwand minimal. Übrigens ist das auch eine gute Absicherung für den Fall, dass die Zahncreme leer ist. Denn Teebaumöl reicht kurzfristig (höchstens drei Tage) als Zahncremeersatz völlig aus.

3.1.1 Manuell

3.1.1.1 Handzahnbürste

Der Standard der Zahnpflege wurde jahrzehntelang von der gewöhnlichen Handzahnbürste definiert, die auch heute noch ihren festen Platz in den Badezimmern hat und vor allem auf Reisen sehr gut verwendbar ist. Ihre weite Verbreitung kann sicher auch auf den sehr geringen Anschaffungspreis zurückgeführt werden. Handzahnbürsten sind ein Wegwerfprodukt, woraus sich fast zwangsläufig die Frage nach Ressourcenschonung und Müllvermeidung ergibt. Eine mögliche (Teil-)Lösung besteht in Systemen mit Wechselköpfen, eine andere im Umstieg auf Zahnbürsten aus Naturmaterialien. Hierfür sind vor allem persönliche Vorlieben ausschlaggebend, denn allein aus hygienischen Gründen sind Naturborsten aufgrund ihres Innenkanals und ihrer rauen Oberfläche signifikant im Nachteil. In und an ihnen können sich Krankheitserreger ansiedeln,

außerdem sind sie nicht sehr haltbar, in der Anschaffung allerdings recht teuer. Gegen sie spricht auch, dass die Borstenspitzen nicht standardisiert sind.

Eine hochwertige Handzahnbürste hat einen eher kurzen Kopf und weiche oder mittelharte Borsten mit abgerundeten Enden. Manche Anbieter setzen auf ein planes Borstenfeld, andere auf ein wechselhaftes Profil und sogar unterschiedliche Borstenrichtungen. Offen gesagt, sind die meisten dieser Errungenschaften reine Werbegags, wie man sie auch von Nassrasierern kennt: Im Grunde verändert sich seit vielen Jahrzehnten nichts am Wirkprinzip, aber die Reklame braucht. eben etwas, worauf sie sich beziehen kann. Zu empfehlen ist immer die Zahnbürste, die zum jeweiligen Benutzer passt und mit der er seine persönliche Zahnpflege gerne und gründlich bewerkstelligen wird. Gründliches, richtiges Putzen ist weitaus wichtiger für den Reinigungseffekt als etwa eine Antirutschfläche am Griff, schräge Borstengruppen oder der angeblich nachgebende Gelenkhals des Griffstücks.

Es gibt jedoch auch spezielle Borstenprofile, die sich etwa für das Zähneputzen mit fest montierter Zahnspange eignen. Solche Bürsten sind speziell an ihre Aufgabe angepasst und für die Menschen, die es betrifft, eine sehr wertvolle Möglichkeit, der perfekten Zahnpflege ein Stück näherzukommen.

3.1.1.2 Natur pur: Siwakholz

Ausgehend von Völkern mit einer eher traditionellen Zahnpflege hat sich die Verwendung des Siwakzweiges (auch: Miswak) auch in Europa ein bisschen etabliert. Dabei handelt es sich um ein reines Naturprodukt mit Inhaltsstoffen, die sich sehr positiv auf die Mundhygiene auswirken. Bei der Anwendung wird ein Ende der Wurzel zu einer Art Pinsel zerkaut, mit dem anschließend die Zähne abgerieben werden.

Verwendet wird dafür ein Zweig des Zahnbürstenbaums, der in den Wüsten

Arabiens, Ostafrikas und Vorderasiens wächst. Sein Holz wirkt, aufgefasert, als Zahnbürste und enthält dabei gleich auch ein paar Pflegemittel und sogar einen Putzkörper. Für den Gebrauch ist kein Wasser nötig – wahrscheinlich der wesentliche Grund, wieso sich dieses Holz bei den Menschen in seinem Habitat überhaupt durchgesetzt hat. Schon im Altertum kauten die Menschen dort diese Stäbe weich. Im altindischen Gesetzbuch von Manu (um 600 v. Chr.) wird das Holz erwähnt, und in der altindischen Beschreibung von Heilmitteln Sushruta, die tausend Jahre jünger ist, wird es empfohlen. Heute ist Siwakholz spürbar islamisch konnotiert, die in Deutschland erhältliche Ware stammt aus dem streng islamisch geführten Pakistan.

Dabei ist allerdings auch klar zu sagen, dass Siwak einer gewöhnlichen Handzahnbürste mit einer guten Zahncreme bei weitem unterlegen ist. Die Putzleistung dieser Kauzweige ist ungezielt und unpräzise und der dem Holz nachgesagte Fluoridgehalt von 8 bis 22 ppm ist eklatant gering und führt nicht einmal mutmaßlich zur Remineralisierung der Zähne. Es handelt sich um ein zwar geschichtsreiches, aber auf archaischer Stufe verbliebenes Behelfsmittel zur Zahnreinigung, dessen Wirkstoffzusammensetzung nicht standardisierbar ist und von dem man sich nicht zuviel versprechen sollte. Ein erhebliches Problem stellt dabei auch die geradezu katastrophale Hygienesituation im breitgekauten Faserkopf dar, wo sich im warm-feuchten Milieu Bakterien aus der Mundflora ansiedeln und munter ausbreiten können. Siwakholz eignet sich allenfalls für Selbstversuche von Ethnologen oder als Requisit in Historienfilmen.

dreht. Dadurch fasert das Holzende pinselartig auf. Diesen Pinselkopf feuchtet man leicht an und „malt" damit drucklos über die Zahnflächen, ohne dabei feste Putzbewegungen zu machen. Ist der Pinselkopf unansehnlich geworden, schneidet man ihn ab und kaut einen neuen.

Die Verwendung der Siwakhölzer ist nicht jedermanns Sache, vor allem stehen sie hinter den Errungenschaften der modernen europäischen Dentalprodukte deutlich zurück und wir müssen bei der Einschätzung ihrer Wirkmächtigkeit auch berücksichtigen, dass manche ihrer traditionellen Anwender nicht ausschließlich ihretwegen so schöne weiße Zähne haben, sondern auch aus genetischen und ernährungsphysiologischen Gründen. Trotzdem können die knotigen Stäbe natürlich jedem empfohlen werden, der diese naturverbundene Methode der Zahnreinigung kennenlernen möchte und dabei auch seine eigene Naturbezogenheit und Weltoffenheit erfahren will. Schädlich ist das Holz nämlich nicht, wenn man von der völlig unzureichenden Reinigungsleistung und der mikrobiellen Zeitbombe des Knabberpinsels absieht.

Gebrauch des Siwakholzes

Das Holzstück wird etwa 1 cm weit geschält, danach kaut man das geschälte Ende weich, während man das Holzstück

Siwakholz
- **Pro:** Naturnahe, geschichtsreiche und nachwachsende „Zahnbürste" mit volkskundlichem Impetus, praktische Anwendung gerade auf Reisen
- **Contra:** Wirkungsschwach, begünstigt Bakterienwachstum, unhygienisch
- **Alternativen:** Kurkuma frisch oder als Pulver hellt die Zähne auf und wirkt antibakteriell. Ingwer frisch oder als Pulver hat ebenfalls einen stark desinfizierenden Effekt und sorgt für Atemfrische.

3

3.1.2 Elektrisch

Zuerst die gute Nachricht: Elektrische Zahnbürsten – gleich welcher Art – putzen aus prinzipiellen Gründen gründlicher als Handzahnbürsten. Ihr Nachteil liegt vor allem für junge Anwender in der Verhinderung des Erlernens einer richtigen und guten manuellen Putztechnik. Das schafft nicht nur Abhängigkeiten, sondern sorgt bei Ausfall des Geräts fast automatisch für Zahnerkrankungen, die sich auf schlechte Mundhygiene zurückführen lassen.

Gut zu wissen

So segensreich die Entwicklung der elektrischen Zahnbürsten, wie wir sie heute kennen, auch für die allgemeine Zahngesundheit ist, so trügerisch ist ihr Vorteil für die genannte Anwendergruppe. Verantwortungsvolle Eltern sollten deshalb großen Wert auf eine richtig erlernte manuelle Zahnputztechnik legen. Größere Kinder können dieses Wissen lebendig halten, indem sie beispielsweise das dritte tägliche Zähneputzen – nach dem Mittagessen – mit einer Handzahnbürste erledigen.

Ein zusätzlicher systembedingter Nachteil von elektrischen Zahnbürsten mit harten Borsten liegt in der stark abrasiven Wirkung bei hohen Schwingungszahlen und hohem Anpressdruck beim Putzen. Daher ist es sehr wichtig, auf eine fast drucklose Handhabung zu achten. Manche Geräte haben hierfür eine Kontrolllampe oder geben eine Rückmeldung über die Putztechnik, die man sich dann auf dem Smartphone anschauen kann.

Insgesamt befinden sich die elektrischen Zahnbürsten heute auf einem technisch sehr hohen Niveau und sind in der Anwendung wesentlich sicherer als früher. So finden sich nur noch Geräte mit Akku- oder Batteriebetrieb, also nicht mehr mit Netzkabel, was für die Benutzer lebensgefährlich sein konnte. Da die Bürstenköpfe viel schneller abnutzen als die Grundgeräte, sind sie auswechselbar. Allerdings sind die Köpfe mancher Hersteller auch unverhältnismäßig teuer, weswegen man für einen tragfähigen Preisvergleich die Gesamtkosten für einen bestimmten Verwendungszeitraum ansetzen sollte (z. B. zehn Jahre). Batteriebetriebene Geräte finden sich meist im untersten Preissegment, sie haben durchaus Nutzen und Wert etwa auf Reisen oder als Notgerät, falls die bessere Zahnbürste unerwartet den Geist aufgegeben hat.

Von wegen Umweltschutz: Ein Ressourcenproblem ergibt sich aus dem festen Einbau der Akkus. Sind sie defekt, kann der Kunde das komplette Gerät wegschmeißen. Und das, obwohl Systeme mit Wechselakkus technisch überhaupt kein Problem darstellen. Die Bewegung der Reparaturpiraterie hat sich der Sache angenommen, inzwischen gibt es informelle Anleitungen zum Akkutausch im Internet.[2]

Frühere elektrische Zahnbürsten putzten die Zähne in einer Auf-ab-Bewegung, danach kamen oszillierende Rundbürsten auf, deren Bewegungen denen eines Geräts zum Polieren des Zahns ähneln. Hierdurch wird auch der Übergang zwischen Zahn und Zahnfleisch gründlich gereinigt, indem die Borsten quer zur Zahnachse bewegt werden. Es gibt inzwischen verschiedene Bewegungsprinzipien auf dem Markt, die man sich vor dem Kauf gründlich anschauen sollte. Überhaupt stellt sich

---

2   Das folgende Beispiel findet sich auf der Internetseite des Nachrichtenmagazins Focus: ▶ https://praxistipps.focus.de/oral-b-akku-wechseln-eine-anleitung_44023.

vor dem Kauf immer die Frage, wie hoch der Technisierungsgrad überhaupt sein soll. Eine Zeitautomatik ist sehr sinnvoll, aber die Auswertung des Putzerfolgs per Smartphone-App wird nur von Spezialisten gewünscht werden. Der Normalverbraucher bescheidet sich mit einem soliden, haltbaren und idealerweise auch reparierbaren Gerät ohne überbordende Folgekosten, das tut, was es soll.

Die Entwicklung der elektrischen Zahnbürste seit ihrem Auftreten 1954 (ein Vorläufer wurde bereits 1880 entwickelt) war von vielen technischen Innovationen geprägt, weswegen es grundsätzlich empfehlenswert ist, sich im Falle der Neuanschaffung stets nach einem neueren, technisch innovativen Gerät umzusehen. Wie bereits angedeutet, ist dabei zwischen echten Verbesserungen und reinen Marketinggags zu trennen. Interessant ist hierbei auch für den Apotheker folgendes: Erstens werden solche Geräte komplett durchgestaltet, und das schließt ihre Betriebsgeräusche mit ein. Es wird also bei der Entwicklung dieser Zahnbürsten auch darauf geachtet, wie sie sich anhören: hochwertig oder eher billig, medizinisch oder unauffällig. Das bedeutet natürlich auch, dass man nicht vom Betriebsgeräusch auf die Qualität oder Leistungsfähigkeit der jeweiligen Zahnbürste schließen kann: Sie mag gut klingen, aber vielleicht schlecht putzen – und umgekehrt. Für die Einschätzung dieser Geräte ist es weitaus hilfreicher, sich einmal durch ein paar Kundenbewertungen zu klicken oder die Tests seriöser Institute zu lesen (z. B. Stiftung Warentest). Es kann auch sinnvoll sein, seine eigenen Erfahrungen mit diesem oder jenem Gerät zu reflektieren und an andere weiterzugeben. Der zweite interessante Punkt ist, dass nahezu alle elektrischen Zahnbürsten mit einer eingebauten Haltbarkeitsgrenze versehen sind („geplante Obsoleszenz"). Bei dem einen Modell löst sich irgendwann die Gummiabdeckung des Schaltknopfes in Wohlgefallen auf, bei einem

anderen versagt irgendwann der Akku. Auf Reparaturwünsche reagieren die Kundendienstabteilungen der Hersteller meist mit Schulterzucken und dem Verweis auf ein aktuelles Nachfolgemodell.

Solange es hierzu keine verpflichtenden gesetzlichen Rahmenbedingungen in Sachen Verbraucherschutz gibt, werden die Hersteller von dieser Praxis kaum abzubringen sein, denn eine ewig haltbare elektrische Zahnbürste bedeutet für sie einen verlorenen Kunden. Die zweite Quelle für Anschlussumsätze liegt in den speziellen Bürstenköpfen, deren teilweise herb überhöhte Preisgestaltung nicht immer rational erklärt werden kann. Im Fall der Ultraschallzahnbürste „Emmi-Dent" enthält jeder einzelne Bürstenkopf unsinnigerweise ein eigenes Ultraschallmodul, das auf dem Müll landet, nur weil die Borsten abgenutzt sind. Die bestmögliche Auswahl des Gerätes nimmt auch darauf Bedacht, welche Totalkosten einem aus dem Kauf erwachsen und wie lange man ungefähr mit dieser Zahnbürste seine Zähne putzen kann. In beiden Bereichen gibt es sehr erhebliche Unterschiede! Die bereits erwähnte Emmi-Dent verlangt zudem noch nach einer speziellen Zahncreme-Serie, die auf den Ultraschallbetrieb abgestimmt ist. Dem normalen Anwender ist es leider nicht möglich, die Eignung anderer Zahncremes für die Verwendung mit dieser Zahnbürste seriös festzustellen. In jedem Fall bedeutet die Einschränkung auf spezielle Bürstenköpfe und spezielle Zahncremes immer auch eine Bevormundung des Kunden, deren interessegeleiteter Ansatz heute von kritischen Patienten sehr schnell durchschaut wird. Möglicherweise ist es sinnvoller, Produkte zu empfehlen, die mit mehr Begleitprodukten kompatibel sind.

Ganz einfache elektrische Zahnbürsten gewöhnlichen Zuschnitts kann man heute trotzdem nicht mehr empfehlen, und zwar aus zwei Gründen. Erstens stellen sie gegenüber den Billiggeräten aus dem Onlinehandel, die mittlerweile für wenige Euros

3

zu haben sind, keinen höheren Wert dar, deshalb ist ihr vergleichsweise höherer Preis (vielleicht 20 € gegenüber 10 €) nur schwer zu rechtfertigen und bietet im übrigen keinen nennenswerten Deckungsbeitrag für die Beratungsleistung. Zweitens ist für eine leicht höhere Investition ein echtes Zahnpflegegerät zu haben, dessen Wirksamkeit in Studien getestet wurde, das besser verarbeitet ist, länger hält und auch noch ein angenehmeres, gründlicheres Putzgefühl vermittelt. Solche Geräte kosten auch noch kein Vermögen, aber wenn man sich zum Kauf einer elektrischen Zahnbürste entschließt und dann nicht das Mindeste an Reinigungstechnik und Akkuhaltbarkeit mitnehmen will, kann man es im Grunde auch bleiben lassen.

Höherwertige elektrische Zahnbürsten zeichnen sich insbesondere durch eine höhere Schwingungsfrequenz aus, woraus sich eine sowohl gründlichere als auch schonendere Reinigung ergibt. Die Putzbewegung wird bei diesen Geräten nicht mehr durch einen Motor erzeugt, sondern durch Vibrations- oder Schallwandler. Solche Geräte sind in Abhängigkeit von ihrer Schwingungsfrequenz zu unterteilen in Schallzahnbürsten und Ultraschallzahnbürsten, worüber Sie in den folgenden Kapiteln mehr erfahren.

▪ **Näher betrachtet: Die elektrischen Zahnbürsten Oral-B PRO 2 und Oral-B Genius X**

Oral-B ist einer der bekanntesten Hersteller elektrischer Zahnbürsten und meldet sich regelmäßig mit Produktinnovationen, was natürlich auch mit Marketingzwecken zu tun hat. Nicht jede Neuerung ist also wirklich nötig, trotzdem ist es interessant, was an Neuerungen möglich ist. Wer sich für eine elektrisch Zahnbürste interessiert, hat die Wahl zwischen verschiedenen Preisklassen und somit zwischen verschieden Niveaus hinsichtlich der technischen Ausstattung dieser Geräte. Bemerkenswert ist hierbei: Beide Zahnbürsten putzen

gründlich und tun dies sogar mit demselben Antriebskonzept. Aber während die eine sich eben „nur" bewegt, tritt die andere in einen intensiven Dialog mit dem Benutzer, analysiert sein Putzverhalten, erinnert ihn an noch nicht geputzte Zähne und lobt ihn, wenn er gründlich war. Dieses Modell holt sozusagen alles aus seiner Geräteklasse heraus, ohne Schall- oder Ultraschalltechnik, allein durch eine gründlichere Auswertung. Das Gerät arbeitet also technisch gesehen nicht besser, aber es ist in der Lage, bei richtiger Verwendung zu einem besseren Putzverhalten hinzuführen.

Ob man eine derart intensive Begleitung des Zähneputzens durch die Zahnbürste wirklich braucht oder wünscht, wollen wir nicht entscheiden. Tatsache ist: Diese Technisierung profaner Vorgänge greift gegenwärtig auf immer mehr Lebensbereiche über, sie macht im Haushalt vor fast nichts Halt und wird mehr und mehr zum bestimmenden Lebensfaktor. Das kann man gutheißen oder ablehnen. Wer die Gründlichkeit seiner Zahnpflege durch eine Zahnbürste beurteilen lassen möchte, kann das machen. Vielleicht werden die Analyseergebnisse eines Tages an die Krankenkasse weitergemeldet. Undenkbar ist das nicht.[3]

Obwohl das Modell Pro 2 ein Einsteigermodell ist, verfügt es über eine visuelle Andruckkontrolle. Die Geschwindigkeit der Bürstenbewegungen wird vermindert, sobald mit zu hohem Druck geputzt wird. Ein Lithium-Ionen-Akku soll laut Herstellerangaben bis zu zwei Wochen Zähneputzen ohne Aufladen ermöglichen. Die Zeitkontrolle stellt die empfohlene Putzzeit von zwei Minuten sicher. Bei der Benutzung kann man zwischen zwei Betriebsarten wählen, nämlich „Tägliche

---

3   Siehe etwa hier: ▶ https://www.stern.de/digital/technik/china--totale-ueberwachung---so-sollen-alle-buerger-bewertet-werden-7943770.html.

Reinigung" und „Zahnfleischschutz". Des Weiteren wird hier der runde Bürstenkopf eingesetzt, den man auch von vielen anderen Modellen kennt. Durch seine kreisförmige Bewegung putzt er alle Bereiche sehr gründlich, also auch den Übergang vom Zahnfleisch zum Zahn.

Dieses eher günstige Modell ermöglicht eine in jeder Hinsicht ausreichende Zahnreinigung ohne technische Überladung. Bei gewissenhafter Anwendung reicht dieses Gerät (oder vergleichbare Modelle) für die meisten Anwender vollkommen aus, und ein höherer Anschaffungspreis wird gerade angesichts der „eingebauten" begrenzten Haltbarkeit elektrischer Zahnbürsten wahrscheinlich gescheut werden. Demgegenüber gibt es aber auch Käufer, die der Auffassung sind, dass ein teureres Gerät auch länger halten wird. Ob diese Ansicht richtig ist, wird sich erst nach Ablauf der Garantiedauer zeigen – häufig werden elektrische Geräte unmittelbar danach defekt. Auch dieses Problem soll hier nicht erörtert werden: Während der zu erwartenden Nutzungsdauer von mindestens zwei Jahren hat das Modell Genius X gegenüber dem Modell Pro 2 sehr signifikante Vorteile. Auch wenn mit der Pro 2 eine optimale Zahnreinigung möglich ist, bietet die deutlich teurere Zahnbürste eine Leistungskontrolle, durch die dieses Reinigungsniveau erkennbar erreicht und gehalten werden kann. Für bestimmte Anwendergruppen stellt das einen wichtigen Zusatznutzen dar. Voraussetzung ist allerdings, zum Zähneputzen sein Smartphone mit eingeschalteter App hinzuzunehmen. Mit einem speziellen Halteteil wird es direkt an den Badezimmerspiegel gepappt. Wer dazu nicht bereit ist, der hat von diesem Gerät keinen Vorteil.

Der Hersteller schreibt seinem Frontprodukt „künstliche Intelligenz" zu, mit der es von tausenden Putzstilen gelernt haben soll. Hierdurch soll den Anwendern ein verbessertes Putzerlebnis im eigenen

Stil ermöglicht werden. Die Basis dieser Erfahrungswerte wurde durch Pilotanwender in Asien, Europa und den USA gelegt, deren Putzverhalten kategorisiert und ausgewertet wurde. Hierdurch soll eine Bewertung des individuellen Putzverhaltens ermöglicht werden. Der tägliche Putzstil wird überwacht und über ein personalisiertes Gutachten beurteilt. Der Anwender kann daraus lernen und beispielsweise den Druck vermindern oder sich um Zähne kümmern, die er bisher eher vernachlässigt hat. Dieser technische Hintergrund bleibt für den Anwender vermutlich etwas obskur, weil seine Auswirkungen auf die Funktionsweise des Geräts nicht so offensichtlich sind.

Was hingegen sofort ins Auge fällt, ist die genaue Überwachung des eigenen Putzvorgangs durch die App. Dort wird ein Gebiss angezeigt und man kann sofort sehen, welche Stelle man gerade putzt. Wenn man versucht, die Sensoren zu überlisten, indem man schnell die Position ändert, wird man verblüfft bemerken, dass die App diese Veränderung sicher erkennt, wenn sie auch mit geringer Zeitverzögerung angezeigt wird. Diese Kontrolle bewirkt, dass man bei der Anwendung direkt sehen kann, welchen Quadranten man beim Putzen eher vernachlässigt. Hierdurch verbessert sich das Putzverhalten signifikant, außerdem entwickelt man bei der Anwendung ein besseres Gefühl für den Bürstenkopf und den besten Druck beim Zähneputzen. Positive Rückmeldungen der App über vorbildliches Zähneputzen haben zudem einen motivierenden Effekt. Die App schlägt auch die Verwendung einer Mundspülung vor, fragt nach Zahnfleischbluten oder ordnen ein Zungenreinigungsprogramm oder den Wechsel des Bürstenkopfes an. Ähnlich wie bei vielen Unterhaltungsspielen kann man auch hier Erfolge freischalten, was zur Motivation jüngerer Anwendergruppen beitragen dürfte. Die Zahnbürste verfügt überdies

3

über diverse Programme wie Zahnfleischmassage oder Aufhellen der Zähne und kann mit sämtlichen Bürstenköpfen von Oral-B betrieben werden.

Die Vorteile dieses Geräts sind für den, der sich auf diese Anwendungsweise einlässt, sehr deutlich. Wer sich nicht sicher ist, ob das Zähneputzen unbedingt im Stil eines Smartphone-Spiels ablaufen sollte, der wird diesem Konzept eher skeptisch gegenüberstehen, weil es zu einer intensiveren, hochgradig technisierten Auseinandersetzung mit dem Putzvorgang nötigt und zugleich Abhängigkeit schafft. Denn ohne funktionierendes Smartphone und funktionierende App fällt dieses Gerät wieder in die Masse des Herkömmlichen zurück. Je komplexer ein System ist, desto wahrscheinlicher sind Ausfälle, und dieses System ist hochkomplex und dabei auf externe Faktoren angewiesen.

Eine Alternative: Die Gründlichkeit des Zähneputzens kann man auch leichter erreichen, nämlich durch mehr Aufmerksamkeit bei der Durchführung. Hierbei können Zahnbürsten mit unterteilten Zeitangaben helfen, beispielsweise das Modell Philips Sonicare. Die empfohlene Putzdauer von zwei Minuten wird von diesem Gerät in viermal dreißig Sekunden unterteilt. In jedem dieser Abschnitte putzt man einen Quadranten. Auf diese Weise wird ebenfalls jedem Zahn die gleiche Gründlichkeit bei der Reinigung zuteil. Geräte dieser Art eignen sich nicht nur für Menschen ohne Smartphone, sondern für jeden, der eher profane Vorgänge simpel und überschaubar halten will.

3.1.2.1 Schallzahnbürste

Die Erhöhung der Putzfrequenz hat zur sogenannten Schallzahnbürste geführt. Geräte dieser Art haben entsprechende Namenszusätze wie „sonic". Der Sinn der Frequenzerhöhung liegt darin, die Putzleistung zu verbessern, dabei das Putzen aber schonender zu machen. Denn die Borsten bewegen sich zwar schneller, allerdings ist die Schwingungsamplitude deutlich geringer. Baulich unterscheiden sich Schallzahnbürsten von herkömmlichen elektrischen Zahnbürsten in ihrer Antriebstechnik: Sie enthalten keinen Motor, sondern einen Schallwandler, der entweder magnetisch oder durch ein Piezo-Element angetrieben wird. Die Schwingungsfrequenz liegt im hörbaren Bereich und beträgt etwa 250 bis 300 Hz. Die Reinigung der Zähne erfolgt nicht durch die Schallwellen, sondern nach wie vor durch die Borstenschwingungen. Erst die Ultraschallzahnbürste arbeitet mit einem anderen physikalischen Prinzip.

Diese Geräte sind ein sehr guter Kompromiss zwischen dem technisch Möglichen auf der einen Seite und einer sinnvollen Handhabung, gründlichen Reinigung und vertretbarem Preis auf der anderen Seite. Je nach Qualität und Ausstattung sind Schallzahnbürsten in verschiedenen Preisklassen erhältlich: vom abgespeckten Set mit Ladestation und einem Handgerät bis hin zum Zahnpflege-Center für die ganze Familie.

Ihre Köpfe bewegen sich deutlich schneller als die der herkömmlichen elektrischen Geräte, bei denen sich die Borsten nur hin und her bewegen oder als Borstenkreis in einer Drehung. Diese weitaus schnellere Bewegung vermittelt unmittelbar ein wesentlich besseres Pflegegefühl, dabei ist der eigene Handlungsaufwand gering: Es reicht, das eingeschaltete Gerät mit leichtem Druck an den Zähnen entlangzuführen, außen, innen und auf der Kaufläche. Eingebaute Zeitsignale helfen dabei, jedem Zahn bzw. jedem Quadranten die gleiche Putzdauer zuteil werden zu lassen. Nach zwei Minuten schaltet sich das Gerät ab, nun braucht man nur noch auszuspülen und fertig. Es gibt auch Sets mit zwei Handteilen, was sehr sinnvoll ist, wenn mehrere Personen im Bad sind oder wenn ein Familienmitglied verreist.

Zehn Tage ohne Aufladen sind dabei kein Problem.

Schallzahnbürste
- **Pro:** Wirkungsvolles, dabei kostengünstiges Funktionsprinzip, hohe Reinigungsleistung, sanfte Massage des Zahnfleischs.
- **Contra:** Anwender wird von richtiger manueller Zahnputztechnik entwöhnt.
- **Alternativen:** eher keine, weil Schallzahnbürsten die empfehlenswertesten elektrischen Zahnbürsten sind.

3.1.2.2 Ultraschallzahnbürste

Ultraschallzahnbürsten arbeiten in Frequenzbereichen, die vom Menschen nicht mehr akustisch wahrgenommen werden können, und erreichen Frequenzen von bis zu 1,8 Mio. Schwingungen pro Sekunde. Dadurch wird die Flüssigkeit im Mund in Schwingung versetzt, wodurch sich die Schaumblasen einer speziellen (putzkörperfreien) Zahncreme aufgrund sehr schnell schwankender Druckverhältnisse mit der gleichen Frequenz vergrößern und verkleinern. Hierdurch werden Anhaftungen von den Zähnen und der Mundschleimhaut gelöst. Herkömmliche Zahncreme mit Putzkörper verhindert diese Reinigungswirkung. Da die Zähne und das Zahnfleisch bei der Anwendung einer Ultraschallzahnbürste nicht mechanisch bearbeitet werden, ist dieses Reinigungsverfahren gleichermaßen schonend wie gründlich.

Bei ihrer Einführung versprachen die Hersteller eine antibakterielle Wirkung der Ultraschallzahnbürsten: Durch die hohe Schwingungsfrequenz sollten die Bakterien ganz einfach zerplatzen. In wissenschaftlichen Studien wurde diese Annahme jedoch widerlegt. Die mechanische Reinigung ist der einer normalen elektrischen Zahnbürste oder einer Schallzahnbürste mindestens ebenbürtig. Der Ultraschall kann zu einer gründlicheren mechanischen Reinigung beitragen und hat keine Nachteile.

Prinzipiell gilt: Was die Schallzahnbürste kann, das kann die Ultraschallzahnbürste noch besser. Sie arbeitet mit Schwingungsfrequenzen im nicht mehr hörbaren Schallbereich und reinigt damit die Zähne sehr sanft und sehr gründlich.

Das Problem dabei: Ultraschallschwingungen werden beim Putzen nicht wahrgenommen, der Anwender weiß also nicht, ob das Gerät putzt oder nicht, und er hat dabei auch kein Reinigungsgefühl. Daher sind Ultraschallzahnbürsten mit einer zusätzlichen Vibration ausgestattet, durch die man die Anwendung sensorisch erlebt. Fällt jedoch die Ultraschalleinheit aus, bekommt das der Anwender leider nicht mit. Ich selbst habe eine Ultraschall-Zahnbürste des bekannten Herstellers Emmi-Dent über einen längeren Zeitraum getestet und empfand das Prinzip aus den genannten Gründen, aber auch noch aufgrund weiterer Nachteile als wenig überzeugend, auch wenn die Reinigungswirkung sowie die Wirkweise dieser Geräte nachgewiesen ist. Negativ fiel auch auf, dass mit jedem verbrauchten Bürstenkopf ein funktionierender Ultraschallgenerator weggeworfen wird und dass man bei der Wahl der Zahncreme auf das Programm des Herstellers festgelegt wird, nebenbei spürbar ins Geld geht.

Gleichwohl ist die Ultraschalltechnik so ziemlich die beste Reinigungsform, die man seinen Zähnen angedeihen lassen kann. Für manche Anwender können solche Geräte die beste Wahl sein. Andere werden mit einer Schallzahnbürste mehr als zufrieden sein.

3

> **Ultraschallzahnbürste**
> - **Pro:** Hocheffizientes Funktionsprinzip, höchste Reinigungsleistung.
> - **Contra:** Anwender wird von richtiger manueller Zahnputztechnik entwöhnt, kann Ultraschallaktivität nicht feststellen, hohe Folgekosten durch Spezialköpfe, es werden spezielle Zahncremes benötigt.
> - **Alternative:** Schallzahnbürsten

3.2 Handarbeit im Mund: Zahnseide

Eine nördlich der Insel Sumatra beheimatete Population von Javaneraffen wurde dabei beobachtet, menschliche Haare wie Zahnseide zu benutzen. Die Muttertiere führten diese Mundhygiene besonders anschaulich und gründlich durch, wenn sie dabei von Jungtieren beobachtet wurden. Das zeigt, dass auch in der Tierwelt die Notwendigkeit gründlicher Zahnpflege erkannt und die Reinigung intuitiv richtig durchgeführt wird.

Zahnseide ist tatsächlich ein weiteres praktisches, aber etwas umständlich zu verwendendes Hilfsmittel für die Zahnpflege. Und sie heißt immer noch so, obwohl sie schon lange aus Nylonfasern hergestellt wird. In ihrer herkömmlichen Form gleicht sie einem Flachzwirn und ist häufig gewachst, gelegentlich auch mit Ölen aromatisiert und dadurch von erfrischendem Aroma, teilweise auch mit Fluorid erhältlich. Je einfacher, desto besser: Ungewachste Zahnseide hat die beste Reinigungswirkung. Ihre Anwendung ist gewöhnungsbedürftig und ein bisschen anfechtbar. Man wickelt ein ausreichend langes Stück um die Kuppen der beiden Zeigefinger und reinigt mit dem dazwischen gespannten Faden die Zahnzwischenräume. Erstens ist das aber nicht ganz leicht, vor allem nicht bei eher engem Zahnstand, und

zweitens kann der Faden durchaus kleine Verletzungen verursachen. Es gibt für eine erleichterte Anwendung auch kleine Halterungen aus Kunststoff, in denen ein kurzes Stück Zahnseide befestigt ist, sowie spezielle Handstücke, in denen man selbst ein Stück davon aufspannt. Der nur scheinbare Vorteil dieser Hilfsmittel liegt darin, dass man die Zahnseide damit viel besser anwenden kann als mit den Fingern. Außerdem reicht dann ein kürzeres Stück, die Mehrkosten der Handgriffe sparen sich also über die Anwendungsdauer selbst wieder ein. Spezielle Anwendungstechniken wie etwa die Implantatpflege sind mit solchem Zubehör jedoch nicht möglich. Und leider hat man mit den Halterungen auch viel weniger Gefühl, man kann also leichter das Zahnfleisch verletzen.

Zahnseide gibt es inzwischen auch noch in einer anderen Form, nämlich als Floß- oder Flausch-Zahnseide. Diese erscheint eher wie ein Wollfaden und putzt diejenigen Zahnzwischenräume, für die sie nicht zu dick ist, wesentlich gründlicher als die glatte Sorte. Speziell konfektionierte Flausch-Zahnseide weist an einem oder beiden Enden der auf richtige Länge zugeschnittenen Stücke eine etwas härtere Struktur auf, um an unzugänglichen Stellen durchgefädelt zu werden. Flausch-Zahnseide ist außerdem unabdingbar für die gründliche Pflege von Implantaten. Hierzu legt man eine Schlinge um die Zahnkrone, unter der sich das Implantat befindet, und zieht den Flauschfaden mit leichtem Zug nach einer Seite heraus. Der Faden rutscht dabei unter die Krone und reinigt den sonst nicht zugänglichen Zwischenraum zwischen Zahnfleisch und Krone rund um den Übergang zum Implantat. Diese Reinigung ist wichtig, weil sie Entzündungen entgegenwirkt, und sollte einmal wöchentlich erfolgen. Bei der Gelegenheit können auch die Zahnzwischenräume mitbehandelt werden. Hier legt man den Faden C-Förmig um den Zahn und bewegt ihn hin und her, so kann man sich sogar einige Millimeter unter den Zahnfleischsaum arbeiten. Im Bereich der Zahnzwischenräume ist die Munddusche eine gute Alternative zur Zahnseide, allerdings kann mit ihr nicht die beschriebene Implantatpflege ersetzt werden. Zahnseide ist günstig und klein verpackt, sie steht daher auch unterwegs immer zur Verfügung. Der Geschmack von Meridol-Zahnseide ist recht angenehm frisch.

Es gibt wahrscheinlich nicht viele Menschen, die Zahnseide wirklich regelgerecht verwenden, denn es ist sehr umständlich, sie um die Finger zu wickeln, zu straffen und dann zwischen die Zähne zu bringen, um dort in Auf-ab-Bewegungen die Plaque zu entfernen. Fachleute empfehlen auch, den Faden in einer Schlinge um den Zahn zu legen und in einer bestimmten Weise zu bewegen. In manche Zahnzwischenräume kommt man bei Zahnengstand gar nicht hinein, zuweilen auch nicht wieder heraus. Eine Anwendung in Längsrichtung (wie beim Sägen) kann das Zahnfleisch verletzen. Unangenehm ist ferner, dass die Zahnseide beim Herausziehen Essenspartikel an den Spiegel katapultiert. Und der ganze Vorgang ist und bleibt mühsam, weil man es mit bis zu 30 Zahnzwischenräumen zu tun hat. Praktischer sind da die kleinen Halteklammern, in denen sich ein Stück Zahnseide befindet, weil sie die Anwendung wesentlich erleichtern. Zu ihren Nachteilen gehört jedoch, dass das kleine Fädchen natürlich ungleich schneller abnutzt als ein längeres Stück, bei dem man nach ein paar Zähnen den Anwendungsbereich wechseln kann. Es ist deshalb realistischer, die Zahnseide nur gezielt einzusetzen, dann aber gründlich. Im normalen Anwendungsbereich kann sie leicht durch Interdentalbürsten, Munddusche, Mundspülung und die Verwendung einer Ultraschallzahnbürste ersetzt werden. Wenn es überhaupt nur um die Entfernung eines kleinen Störenfrieds geht, der nach dem Essen hängengeblieben ist, ist der Griff zur Zahnseide völlig falsch, zumal man sie in der Öffentlichkeit nicht diskret verwenden kann. In Spezialbereichen ist sie unersetzlich: Die Reinigung des Übergangsbereiches zwischen Implantat und Zahnkrone kann nur mit Zahnseide erledigt werden, und dort ist sie wirklich wichtig.

Und nicht nur dort. Denn im Grunde genommen ist Zahnseide das wirksamste und sinnvollste Werkzeug zur Zahnreinigung, das Sie finden können, und zwar vor allem deswegen, weil sie nahezu überall hinkommt, vor allem an die Stellen, die dem Bürstenkopf versagt bleiben. Und sie schafft Plaque gleich im ganzen weg, ohne dass man sich darum bekümmern muss, ob etwa eine Mundspüllösung in diesem Film wirksam ist oder nicht. Die Zahnzwischenraumreinigung steht und fällt mit Zahnseide. Ihre richtige Anwendung kann man sich am besten bei einer professionellen Zahnreinigung erklären lassen, die man ein- bis zweimal pro Jahr durchführen lassen sollte.

Der Zahnfleischsaum bildet zwischen zwei benachbarten Zähnen ein Dreieck, dessen Spitze zwischen den Zähnen liegt. Die hohe Kunst der Zahnseidenbenutzung besteht darin, mit dem Faden die beiden Übergänge an den Seiten dieses Dreiecks zu reinigen, also den Zahn dort buchstäblich unter dem Zahnfleisch zu reinigen. Damit können Sie sogar eine Parodontitis stoppen. Die Zeit, die man für die Benutzung einer Munddusche aufwendet, ist mit Zahnseide wesentlich besser investiert. Für größere Zahnzwischenräume eignen sich Interdentalbürsten sehr gut.

Statt also ein Produkt zu kaufen, das voraussichtlich nicht oder nur selten verwendet werden wird, könnte man die damit verbundenen Unwägbarkeiten bedenken und so vielleicht zu einem sinnvolleren Zahnpflegeprodukt finden. Die Frage ist also: Was genau will man entfernen und kann die Zahnseide dabei helfen? Bei Implantaten: uneingeschränkt ja, notwendig und nicht zu ersetzen. In allen anderen Fällen: abwägen.

Ein benachbartes Produkt sind Zahnstocher, die es ebenfalls in verschiedenen Ausführungen gibt. Herkömmliche Zahnstocher aus Holz sind für die Reinigung der Zahnzwischenräume fast ungeeignet, weil sie dafür zu dick sind und weil sie leicht splittern können. Es gibt aber Dauerzahnstocher aus dünnem Metallblech, die sich für diesen Zweck hervorragend eignen und die aufgrund ihrer kleinen Abmessungen auch sehr diskret benutzt werden können. Solche Dauerzahnstocher haben eine lange Tradition und sollten fester Bestandteil der Zahnpflege sein. Das Metallblech besteht aus Silber und wirkt dadurch antibakteriell, was sich auf die Gebrauchshygiene auswirkt. Die Zahnstocher dieser Art sind zwar für den mehrfachen Gebrauch gedacht, werden aber nach einigen Monaten zu ersetzen sein, weil das dünne Blech je nach Verwendungsbedingungen auch Knicke bekommen und abnutzen kann.

Ihr vergleichsweise günstiger Preis erweist sich dann als Vorteil gegenüber nobleren Silber-Zahnstochern, wie sie von Juwelieren angeboten werden. Diese wird man aufgrund des höheren Anschaffungspreises nämlich nur ungern durch einen neuen ersetzen, wogegen man die kleinen, günstigen Modelle nach einer gewissen Verwendungsdauer auch gerne einmal aussortiert. Für einen kleinen Geldbetrag hat man dann wieder tadellosen Ersatz.

Auch die Interdentalbürste gehört in diesen Bereich der mechanischen Reinigung von Zahnzwischenräumen. Sie kommt nicht überall hin, wo die Zahnseide hinkommt, außerdem ist sie eher für die Anwendung im Badezimmer gedacht als für unterwegs. Aufgrund ihrer feinen Borsten reinigt die Interdentalbürste allerdings, während Zahnstocher eben nur stochern. Für die sinnvolle Verwendung von Interdentalbürsten braucht man zwingend einen ausreichenden Interdentalraum: Die Bürsten sind zwar klein, benötigen aber trotzdem etwas Platz für

ihre Anwendung. Wer engstehende Zähne hat, kann solche Bürsten nicht anwenden und sollte sich eher die Anschaffung einer Munddusche oder einer Ultraschallzahnbürste überlegen. Bei weiten Zahnzwischenräumen hingegen kommt man mit einer Interdentalbürste sehr gut zurecht, allerdings spricht dann etwas anderes fürs Abwägen: Plaque und Karies bilden sich nämlich am ehesten an den Kontaktpunkten, wo sich zwei benachbarte Zähne berühren. Stehen die Zähne frei, ist davon auszugehen, dass sich in dem jeweiligen Zahnzwischenraum bei ausgewogener Ernährung und ordentlicher Mundhygiene kein Kariesbefall entwickeln wird. Am besten probiert man die verschiedenen Möglichkeiten aus und bleibt dann bei dem, was einem am ehesten liegt. Das kann dann auch die Munddusche oder eine Mundspülung sein. Wer eigentlich kein Zahnpflege-Aficionado ist, wird mit niederschwelligen Produkten immer bessere Erfolge erzielen als mit solchen, zu deren Verwendung man sich erst überwinden muss.

> **Zahnseide**
> ▬ **Pro:** mechanische Reinigung der Zahnzwischenräume, leicht mitzunehmen, hilft immer
> ▬ **Contra:** Zahnseide ist in der Anwendung umständlich
> ▬ **Alternativen:** Zahnstocher, Interdentalbürsten, Munddusche, Mundspülung, Ultraschallzahnbürste

3.3 Munddusche

Es liegt schon Jahrzehnte zurück, dass die ersten Mundduschen Einzug in die Badezimmer hielten. Seit dieser Zeit hat sich am Arbeitsprinzip dieser Geräte nicht viel geändert: Wasser wird unter Druck durch ein Handteil mit einer Düse gepresst und reinigt dadurch die Zähne und vor allem die Zahnzwischenräume. Das geht mit einem deutlich spürbaren Massage-effekt einher. Die Anwendung ist etwas gewöhnungsbedürftig: Wassertemperatur und Arbeitsdruck sollten sorgfältig auf die eigenen Vorstellungen abgestimmt werden. Mundduschen sind bei richtiger Anwendung ein wertvoller Baustein für gute Mundhygiene. Zwar verdoppeln sie den Zeitaufwand gegenüber dem reinen Zähneputzen, dafür belohnen sie mit einem sehr frischen, gesunden Mundgefühl und deutlich verbesserter Durchblutung und Festigung des Zahnfleischs.

Allerdings ersetzen sie nicht die Zahnbürste. Meistens arbeiten Mund-duschen mit einem einzelnen Wasser-strahl, es gibt jedoch auch Geräte, die das Wasser mit Luft anreichern. Dies hat nicht nur eine bessere Reinigungs-wirkung, sondern setzt auch klare Akzente im Kampf gegen anaerobe Bakterien. In manchen Situationen, an denen die Zahn-seide scheitert, kommt die Munddusche weiter, etwa bei engstehenden Zähnen oder schlecht erreichbaren Zahnzwischen-räumen. Spezielle Geräte sind für die Reinigung von Zahnfleischtaschen aus-gelegt, allerdings kritisieren Zahnärzte, dass hierdurch Essensreste und Schmutzpartikel erst in die Taschen eingebracht werden können.

Erfunden wurde die Munddusche im Jahre 1962. Für viele Zahnärzte ist sie aus medizinischer Sicht wirkungslos, da sie weder Zahnbürste noch Zahnseide ersetzen kann. Ihr vielleicht etwas hintergründiger Nebenzweck liegt jedoch darin, dass der Anwender sich durch sie relativ gründ-lich mit seiner Zahnsituation auseinander-setzt und dabei auch sehr frühzeitig Stellen bemerkt, die irritiert oder schmerzhaft sind. Die Zugabe von Wirkstoffen ins Spül-wasser kann wesentlich zu einer besseren Mundhygiene und einen frischeren Atem beitragen. Sowohl die Wassertemperatur als auch die Druckhöhe lassen sich an die eigenen Wünsche anpassen. Andererseits ist der scharfe Strahl etwas gewöhnungsbe-dürftig, was dazu geführt hat, dass ich mir nach den Erfahrungen in meiner Kindheit selbst nie so ein Gerät gekauft habe.

Manche Mundduschen können mit einem Aufsatz auch für Nasenspülungen oder zur gezielten Zungenreinigung ver-wendet werden.

> **Munddusche**
> ▬ **Pro:** Reinigung und Massage durch frisches Wasser, empfindliche Stellen werden früher bemerkt, ausbau-fähiges System.
> ▬ **Contra:** Keine deutliche Verbesserung der Hygienesituation, Wasserstrahl kann als zu scharf oder zu kalt empfunden werden, höherer Zeitaufwand.
> ▬ **Alternativen:** Mundspülungen, (Flausch-)Zahnseide.

3.4 Elektrische Zahnsteinentferner

Die Verwendung dieser Geräte, die teilweise für geringes Geld als Batterieversion erhält-lich sind, ist vor allem deshalb abzulehnen, weil der Anwender gar nicht in der Lage ist, damit alle relevanten Bereiche seines eigenen Gebisses zu erreichen. Im Gegen-satz zum Zahnarzt oder der Assistentin an der Behandlungseinheit kann er nicht einmal sicher feststellen, ob und wo sich überhaupt Zahnstein befindet. Möglich ist dies allenfalls im Bereich der unteren Schneidezähne (Innenseite), und nur für diese begrenzte Stelle lohnt sich die Anschaffung des Geräts sicher nicht. Es kommt hinzu, dass billige Geräte schnell kaputt gehen oder sogar funktionslos sind. Da diese Selbstbehandlung die Illusion vermittelt, eine Zahnsteinentfernung sei erfolgt und nun nicht mehr notwendig, können diese Geräte sogar zur Vermehrung

3

von Zahnstein beitragen. Für den Selbstanwender, der seinen Zahnstein sicher erkennen kann und einmal zwischendurch entfernen möchte, erfüllt eine gewöhnliche Dentalsonde aus Stahl den gleichen Zweck, daneben bietet sie noch weitere Verwendungsmöglichkeiten und hält praktisch unbegrenzt. Ihr Einsatz wird inzwischen allerdings kontrovers diskutiert, weil sie in kariesverursachten Kavitäten durchaus auch Schaden anrichten kann. Aufgrund ihrer harten und feinen Spitze wirkt sie mit einem sehr hohen Druck auf den Zahnschmelz ein und kann leicht zu Beschädigungen führen.

Bei Zahnstein handelt es sich um mineralisierten Zahnbelag, der regelmäßig entfernt werden muss. Das geschieht beim Zahnarzt, es ist unangenehm, aber es ist auch gründlich.

Die meisten erhältlichen elektrischen Zahnsteinentferner sind nicht als Medizinprodukte geprüft und deshalb nicht gesichert geeignet. Sets aus verschiedenen Stahlwerkzeugen sind scharfkantig und bergen die Gefahr von Verletzungen und Verkeimungen. Auch das Ultraschallgerät des Zahnarztes kann, bei unsachgemäßer Anwendung, Schäden verursachen und wird deshalb nur von geschultem Fachpersonal bedient. Alle medizinischen Geräte, die in der Zahnarztpraxis verwendet werden, unterliegen regelmäßiger Wartung und Sterilisation, teilweise werden sie auch nachgeschärft. Dem Privatanwender ist all dies nicht möglich.

Lediglich der sogenannte Zahnsteinradierer kann weitgehend risikolos durch den Patienten selbst angewendet werden, allerdings ist seine Wirkung nicht mit der eines professionellen zahnärztlichen Geräts vergleichbar.

Die bereits erwähnte Dentalsonde wird zusammen mit anderen Geräten zur Selbst-Erstdiagnose in ▶ Abschn. 3.6 vorgestellt.

> **Elektrische Zahnsteinentferner**
> - **Pro:** Kann bei richtiger Anwendung die Zahnsteinbildung verlangsamen.
> - **Contra:** Richtige Anwendung ist nur schwer möglich, Gerät täuscht Zahnsteinentfernung vor.
> - **Alternativen:** Dentalsonde, Zahnsteinradierer

3.5 Pflege von Prothesen und Implantaten

Wenn Zähne schadhaft werden, ersetzt man sie nach und nach durch körperfremdes Material. Zunächst kommen Füllungen. Dass sie nicht dem körpereigenen Zahnmaterial entstammen, fällt dem Patienten nicht weiter auf – das Loch ist geschlossen, das Kompositmaterial ist bei flüchtigem Hinsehen gar nicht vom eigenen Zahn zu unterscheiden. Doch schon ein Krone oder eine Brücke besteht erkennbar aus Fremdsubstanz. Tiefer geht das Fremdmaterial, wenn Implantate eingesetzt werden. Moderne Produkte bestehen aus Titan. Das zunächst für die Knochenreparatur verwendete Metall „funktioniert" im Kieferknochen ganz hervorragend. Kleine Titanschrauben mit einem speziellen konischen Profil werden in ein genau passend ausgefrästes Loch im Kiefer geschraubt und wachsen dort fest ein. Das Implantat regt im Knochenumfeld sogar die Bildung neuer Knochensubstanz an. Nach einigen Wochen oder Monaten ist die Verbindung so stabil, dass auf das Implantat spezielle Verbindungsstücke und schließlich eine Zahnkrone aufgesetzt werden können. Leider verläuft der Zahnfleischsaum dort dann nicht ganz so wie bei einem eigenen Zahn, wo das Zahnfleisch den Zahnhals umschließt, aber das Verfahren und diese Art von Zahnersatz geben einem ein so gutes Gefühl, dass man teilweise eine Woche lang vergisst, dass da irgend etwas ersetzt worden ist.

Lediglich das Material der Zahnkrone ist diskutabel, denn eine Metallkrone mit aufgebrannter weißer Beschichtung kann den Reiz des Neuen alsbald verlieren wie ein emaillierter Kochtopf. Und zwar auf die gleiche Weise: Die Oberfläche platzt ab, darunter wird es unschön. Solche Kronen oder auch Brücken haben außerdem eine nicht so günstige Wärmeleitfähigkeit, man spürt an ihnen also mehr das Fremde. Im Saumbereich zum Zahnfleisch schimmert es auch oft leicht dunkel. Zahnersatz dieser Art ist auf den ersten Blick zu erkennen – vor allem, wenn er mit der körpereigenen Umgebung fremdelt. Die nicht viel teurere Top-Klasse ist Zirkon (Zirkoniumdioxid), auch als „Vollkeramik" bezeichnet: Dieses Material kann sehr gut bearbeitet und genau an die Farbe der Nachbarzähne angepasst werden, es fühlt sich an wie ein echter Zahn und ist sogar leicht transluzent. Deshalb wird es hauptsächlich im Frontzahnbereich eingesetzt. Für die Seitenzähne, die man ja nicht sieht, greifen Zahnärzte häufig zum billigen Metall mit Überzug. Aber wer schon die Umstände und Kosten einer guten Implantatversorgung hinter sich hat, sollte sich den geringen Preisunterschied gönnen und einfach zum Besseren greifen. Das lohnt sich hier wirklich.

Sind viele Zähne defekt, droht die Teil- oder Vollprothese. Die gesetzliche Krankenkasse bezahlt auch hier natürlich nur das absolut Notwendige, die Kostenerstattung ist also eher ein Scherz, und niemand läuft gerne mit einer durch Drähte angeklemmte Prothese herum. Implantologen können eine Prothese auf vier Implantaten befestigen, und zwar mit einem All-on-4-System, das sowohl leichte Wartung als auch felsenfesten Halt gewährleistet. Hierdurch wird Menschen mit defektem oder verlorenem Gebiss ein großes Stück Lebensqualität zurückgegeben. Letztlich ist die Wahl des Zahnersatzes aber individuell verschieden, weil sie auch mit den eigenen Ansprüchen und finanziellen Möglichkeiten des Patienten zu tun hat.

Entscheidend ist für den hier dargestellten Zusammenhang, dass jeder Zahnersatz – ob fest oder herausnehmbar – gründliche Pflege benötigt. Diese Pflege und auch die dafür eingesetzten Mittel sind auf die jeweilige Situation abzustimmen.

3.5.1 Pflege von Prothesen

Die Pflege des Zahnersatzes ist unterschiedlich – je nachdem, ob der Zahnersatz fest eingesetzt ist oder herausgenommen werden kann. Fangen wir zunächst mit herausnehmbaren Geräten an, beispielsweise den berühmten Dritten Zähnen oder der Zahnspange, sofern sie nicht fest angeklebt ist (Brackets). Solche Dinge können über Nacht (es sei denn, man soll die Zahnspange nachts tragen) oder auch zwischendurch in spezielle Reinigungslösungen eingelegt werden, wofür es verschiedene Brausetabletten gibt. Dieses Einlegen ersetzt aber keineswegs das manuelle Abwaschen, das grundsätzlich nach jeder Mahlzeit erfolgen sollte. Hierfür ist eine gewöhnliche Zahnbürste sehr gut geeignet. Spezielle Zahnspangen-Zahnbürsten mit einem besonderen Borstenprofil eignen sich dafür noch besser, weil man mit ihnen auch gut in kleinere Zwischenräume kommt. Ein Beispiel für solche Zahnbürsten ist die Gum Ortho 124 des Herstellers Sunstar, die aufgrund ihres speziellen Borstenprofils um die Zahnspangenteile herumputzen kann. Zahncreme sollte man aber besser nicht benutzen, denn besonders Zahnprothesen bestehen aus einem Material, das sehr viel weicher als der natürliche Zahnschmelz ist. Sie würden durch die Putzkörper beschädigt werden (matte Oberfläche, hier können sich Bakterien ansiedeln). Hartnäckige Verschmutzungen lassen sich sehr

3

gut mit Speiseöl wegreiben. Hierfür eignet sich übrigens auch Neo-Ballistol sehr gut, weil es Öl enthält und außerdem mit den in ihm enthaltenen ätherischen Ölen für Desinfektion und Frische sorgt. Man kann nach erfolgter Reinigung die Prothese aber auch mit einem Tropfen Nelken-, Pfefferminz- oder Teebaumöl abreiben. Dies sollte sparsam erfolgen, weil diese Öle stark vorschmecken und weil sie bei Überdosierung zu Reizungen an den Auflagestellen führen können.

Gut zu wissen

Wer auf sich hält, wird seine Zahnprothese peinlich sauber halten und auch regelmäßig auf Verfärbungen und Beschädigungen kontrollieren. Es ist keine Schande, sich die Prothese auch einmal ersetzen zu lassen, wenn sie unansehnlich geworden ist.

Spangen und Ersatzteile, die fest im Mund verbleiben, müssen grundsätzlich anders gepflegt werden, weil man sie nicht herausnehmen kann. Hier kommt es darauf an, eine Zahnbürste zu verwenden, die durch ihr Borstenprofil überall gut hinkommt. Die gerade erwähnte Zahnbürste Gum Ortho 124 des Herstellers Sunstar ist so geformt, dass sie die Drahtreihe der Brackets einfach umschließt. Dadurch kann einfach eine recht gründliche Zahnpflege auch bei montierter Zahnspange bewerkstelligt werden. Die „richtige" Zahnbürste ist aber immer die, die der jeweilige Anwender selbst gut und gerne benutzen wird. Es schadet deshalb nicht, verschiedene solcher Spezialzahnbürsten in die engere Wahl zu nehmen und dann zu schauen, in welche Richtung die persönliche Vorliebe weist.

Für die Reinigung aufwendiger kieferorthopädischer Apparate wie z. B. Herbstscharnier wird der Patient direkt

bei der Behandlung durch den Zahnarzt ausreichend vorbereitet, sodass diese Menschen in der Regel keine Beratung für die Pflege ihrer Therapiemittel benötigen. Im Zweifelsfall sollte auf den Zahnarzt verwiesen werden. Bei herkömmlichen Reinigungsfragen kann beraten werden wie sonst auch.

- **Näher betrachtet: Zahnpflegeprodukte der Serie „Gum"**

Gum ist eine amerikanische Marke und wurde 1988 in die japanische Firma Sunstar integriert, die sich ursprünglich mit der Herstellung von Gummikleber beschäftigt und ab 1946 Tubenzahncreme hergestellt hatte. Heute wird ein sehr breites Spektrum verschiedenster Zahnpflegeprodukte angeboten, darunter einige Spezialitäten wie die Lutschtabletten „Periobalance", die *Lactobacillus reuteri* enthalten. Dieses Nahrungsergänzungsmittel ist dafür gedacht, die Mundflora positiv zu beeinflussen, beispielsweise nach medizinischen Zahnbehandlungen und starker Munddesinfektion. Eine weitere Spezialität ist die kleine Packung „Ortho Wax" zum Schutz vor Verletzungen und und zur Hilfe bei Irritationen. Die in passender Größe vorbereiteten Wachsstücke werden auf hervorstehende Metallteile gedrückt und sorgen so für ein besseres Tragegefühl. Die Mittel gegen Aphten und gegen Mundtrockenheit wurden bereits im passenden Zusammenhang im Buch erwähnt. Das Gum-Programm ist unterteilt in Bereiche wie „Ortho" für Träger von Zahnspangen und anderen Geräten, „Hydral" für die Verbesserung der Mundfeuchtigkeit und „Paroex" gegen Plaque und für gesundes Zahnfleisch. Das Unternehmen bietet unter anderem elektrische Zahnbürsten und viele weitere Dinge für die Mundhygiene und Zahnpflege an.

Bestechend ist dabei neben der Sortimentsbreite vor allem die Sortimentstiefe. Nicht viele Hersteller geben sich mit so zahlreichen Spezialprodukten ab, sondern konzentrieren sich auf ein überschaubares Programm mit umsatzstarken Erzeugnissen. Bei Gum bzw. Sunstar finden sich viele Produkte auch für abgelegene Anwendungszwecke. Allerdings schmeckt beispielsweise die Zahncreme Gum Paroex nicht besonders gut und ihre Frische hält auch nicht besonders lange vor. Diese Zahncreme ist mit 0,06 % Chlorhexidin ausgestattet, was möglicherweise sogar unterhalb der Wirkungsschwelle liegt. Gum Ortho hingegen weckt Erinnerungen an eine im Deutschland der achtziger Jahre vertriebene Gel-Zahncreme. Der Geschmack ist „wie damals", aber es fällt schwer zu sagen, an welches Produkt diese Zahncreme erinnert.

Chlorhexidin findet sich auch in der Mundspülung Gum Paroex, und zwar in der genauso niedrigen Konzentration von 0,06 %. Das Produkt ist damit natürlich für eine dauerhafte, regelmäßige Verwendung geeignet, vermutlich bringt es auch nicht die Mundflora aus dem Gleichgewicht. Fraglich ist allerdings, welche Wirkung diese Zutat in so niedriger Konzentration überhaupt hat.

3.5.2 Implantatpflege

Das Zahnimplantat selbst wird nicht gepflegt, weil es sich im Kieferknochen befindet. Zu pflegen ist der Übergangsbereich zur Zahnkrone oder – brücke sowie jede andere Überkronung auch. Gerade am Kronenrand kann sich Plaque bilden, die dann Entzündungen hervorrufen kann. Zur Reinigung eignet sich Zahnseide sehr gut, die Technik ist dort erklärt. Mit kleinen Interdentalbürsten lassen sich Lücken und Zahnzwischenräume sehr gut reinigen. Sollte eine Reinigung so nicht möglich sein, kann auf desinfizierende Mundspülungen wie Chlorhexidin 0,2 % ausgewichen werden, die allerdings nicht in den Auflagebereich zwischen Zahnkrone und Implantat

vordringen können. Dort sollte unbedingt regelmäßig mit Flausch-Zahnseide gearbeitet werden.

Zur Reinhaltung von Kronen, Brücken und festsitzenden Prothesen und Geräten (Brackets) ist die regelmäßige Verwendung von Mundspülungen anzuraten. Dies wird im einschlägigen Kapitel genau erklärt. Entscheidend ist hier: Bei festsitzendem Zahnersatz oder Spangen handelt es sich um Fremdkörper, die bei mangelnder Pflege leicht von Mikroorganismen besiedelt werden können, zumal sie in vielen Fällen kleine Kanten, Zwischenräume oder auch Gelenke oder Stellschrauben aufweisen können. In all diesen Bereichen gibt es winzige Fugen, an denen zwar keine Karies auftreten kann, die sich aber hervorragend als Rückzugsräume für Mikroorganismen eignen. Aus diesen Bereichen heraus können sie, wenn sie nicht bekämpft werden, die Mundhöhle immer wieder besiedeln. Einfaches Zähneputzen ist aus diesem Grund nicht ausreichend als Maßnahme gegen diese Erreger.

Die Verwendung eines gewöhnlichen Mundwassers oder einer der kosmetischen Mundspülungen ist in diesen Fällen nicht ausreichend. Der Träger von Kronen, Brücken, Prothesen oder Zahnspangen sollte sich bewusst machen, dass gerade in seiner Situation eine Menge durch regelmäßige Verwendung von Zahnpflegekaugummis erreicht werden kann, da sie durch ihren Gehalt an Xylitol das Bakterienwachstum aktiv hemmen und zudem aufgrund des Kauens die Speichelbildung anregen. Durch Kombination einer wirksamen Mundspülung – sinnvollerweise in Abwechselung zwischen Chlorhexidin 0,2 % und einer oder zwei Alternativen dazu – mit Zahnpflegekaugummi und der Verwendung von Floß-Zahnseide zwischen Krone und Implantat oder an der Brücke lassen sich Schädigungen der Zähne und des Zahnfleischs sehr effektiv vermeiden. Gerade diese Patientengruppe sollte auch auf eine möglichst zuckerfreie und säurearme Ernährung achten.

Ist das manuelle Zähneputzen vorübergehend nicht oder nur eingeschränkt möglich, so reicht die mit dem Zahnarzt abgesprochene Mundspülung mit Chlorhexidin 0,2 % (morgens und abends) aus.

3.6 Werkzeuge zur Selbst-Erstdiagnose und Ersten Hilfe

Das mit Abstand wichtigste mechanische Gerät zur Manipulation an den Zähnen ist – gerade unterwegs – der Dauerzahnstocher. Er besteht aus einem kleinen Handstück, an dem ein dünnes Silberblech befestigt ist. Mit diesem kommt man auch in enge Zahnzwischenräume und kann dadurch nach dem Essen eine Grobreinigung erreichen, die auch deshalb zuweilen sehr willkommen ist, weil eingeklemmte Speisereste ein unangenehmes Gefühl verursachen können. Die Reinigung der Zahnzwischenräume nach dem Essen hat aber auch den Zweck, dass durch sie Entzündungen vermieden werden können.

Der Zahnstocher trägt insbesondere zu einem guten Mundgefühl bei, denn Essensreste zwischen den Zähnen führen leicht zu einem unangenehmen Druckgefühl. Man spürt, dass da etwas klemmt, man bekommt es aber nicht heraus. Je nach Profil des Zahnzwischenraums kann das Stück auch zwischen den Zähnen auf das Zahnfleisch drücken und tut dann bei jedem Bissen weh. Auch wenn man den Zahnstocher also nicht zur Vermeidung von Bakterienbesiedlungen verwendet, gibt es zu seinem täglichen Einsatz sehr gute Gründe und man sollte sich unbedingt mehrere besorgen, um sie in Portemonnaies, Jackentaschen oder sonst wo zu deponieren. Denn nur dann hat man sie auch wirklich zur Hand, wenn man sie braucht.

Nicht selten möchten sich Patienten aber auch ein erstes eigenes Bild machen, wenn sie Beschwerden mit einem Zahn haben und vermuten, dass sich dort irgend etwas tut. Das kann der Verlust eines Stücks Füllung sein oder auch ein Karies-Loch. Der eigene Blick gibt dem Patienten erste Orientierung und hilft ihm, eine möglicherweise notwendige Behandlung nun möglichst schnell einzuleiten, indem er zum Zahnarzt geht. Gerade auf Reisen ist das aber nicht immer sofort möglich, und dann stellt sich auch noch die Frage, wie schnell man einen Termin bekommt. Von Selbstbehandlung ist immer abzuraten, weil der Patient selbst nicht in der Lage dazu ist, seine Zähne wirklich fachgerecht zu versorgen. Es gibt jedoch Fälle, in denen eine „Erste Hilfe" ihre Berechtigung hat, genau wie z. B. auch ein gebrochener Arm vom Ersthelfer mit einer Schiene ja nicht behandelt, sondern nur transportfähig gemacht wird. Diese unprofessionelle Erstversorgung hat ihren Wert, weil sie weitere Belastungen abfedern und dadurch den Schaden begrenzen kann. Dass sie keine ärztliche Versorgung ersetzt, ist wohl jedem klar.

Eine grobe Erstbeurteilung und behelfsmäßige Versorgung ist möglich, wenn man das vom Zahnarzt bestens bekannte Besteck aus Spiegel und Sonde benutzt. Die Sonde eignet sich nebenbei auch zum Entfernen von Zahnstein an den Stellen, die man selbst gut erreichen kann. Viele sind das nicht, vor einer Verwendung dieser Art sollte durchaus auch gewarnt werden, weil man bei unsachgemäßer Verwendung sowohl das Zahnfleisch als auch den Zahn selbst verletzen kann. Sie erlaubt aber auch das Testen einer verfärbten Stelle oder eines Lochs auf Schmerzempfindlichkeit und zeigt dadurch an, ob hier Handlungsbedarf besteht oder ob sich nur ein Mohnkörnchen in eine tiefe Fissur verirrt hat. Tatsächlich wird diese klassische Verwendungsmöglichkeit der Dentalsonde mittlerweile auch von Zahnärzten kontrovers diskutiert, denn der Flächendruck auf der winzigen Nadelspitze ist enorm und man kann damit Zahnschmelz-bereiche, die von einer Kaverne unterhöhlt sind, sehr leicht zum Einsturz bringen. Auch hier bedarf die Beratung also auch eines warnenden Wortes.

Mit dem Spiegel ist es möglich, die Rückseiten der Zähne zu betrachten und dort selbst nach Schäden auf die Suche zu gehen. Dabei gibt es zwei Schwierigkeiten, erstens ist es bei der Selbstbeschau der Mundhöhle meistens zu dunkel, weswegen man auch noch eine Taschenlampe braucht, und zweitens beschlägt der Spiegel immer wieder vom eigenen Atem. Das ist also ein bisschen Übungssache, kann dem Patienten aber eine bessere Orientierung über den Zustand seiner Zähne geben. Natürlich ersetzt dieses Nachschauen keinesfalls den Kontrollbesuch beim Zahnarzt, aber es kann gar nicht schaden, wenn man dort gleich einen heißen Tip geben kann, wo der Fachmann noch etwas genauer hinschauen sollte. Der Spiegel ist es auch, der dem Patienten das Gefühl vermittelt, sich über den Zustand seiner Zähne ein erstes eigenes Bild machen zu können. Diese Bewusst-seinsbildung trägt dann auch dazu bei, sich über mögliche Schäden und angebrachte Behandlungsschritte eine eigene Meinung zu bilden. Patienten, die sich ihre Zähne gründlich anschauen, gehen auch zum Zahnarzt und tun etwas für ihre Zahngesundheit.

Inzwischen gibt es auch Material für provisorische Zahnfüllungen, die man selbst anwenden kann, wenn man beispielsweise noch drei Wochen Auslandsreise vor sich hat und keinen anderen Zahnarzt aufsuchen will oder kann als den eigenen. Anwendungsbeispiele ergeben sich bei herausgefallenen Füllungen oder auch dem Verlust eines Stücks vom Zahn. Provisorien sind auch in der Zahnarztpraxis gängig, wenn beispielsweise an den Wurzelkanälen gearbeitet wird und der Zahn bis zum nächsten Behandlungs-termin so verschlossen werden soll, dass diese Füllung leicht wieder entfernt werden kann. Das dafür eingesetzte Material härtet bei Kontakt mit Feuchtigkeit aus, es wird also im Mund von selbst hart. Es ersetzt keine richtige Füllung, unter anderem deshalb, weil es mit der Zeit ausgewaschen wird. Als ich solche Möglichkeiten noch nicht kannte, habe ich einen Zahn mit verlorener Füllung provisorisch mit gewöhnlichem Gips verschlossen. Das ging auch und war bis zum Zahnarztbesuch auch wieder weg.

Besser sind aber die festeren und zudem sterilen „richtigen" Provisorienmaterialien. Als behelfsmäßiger Verschluss, mit dem man seinen geschädigten Zahn so versorgen kann, dass er bis zum späteren Zahnarztbesuch durchhält, ist dieses Provisorium ein wertvolles Hilfsmittel. Da der Zahnarzt vermutlich wissen will, wer diese Füllung gemacht hat, sollte man sich dafür eine passende Antwort zurechtlegen.

Mittel zur Zahnpflege – vieles ist leicht verfügbar

Inhaltsverzeichnis

4

Wir haben bereits gesehen, was schlecht für die Zähne ist. Jetzt stellt sich die Frage nach den Mitteln, mit denen man seinen Zähnen etwas Gutes tun kann. In diesem weitgesteckten Bereich zwischen Aufklärung und Werbung mischen seit einiger Zeit auch regelrechte Anti-Zahnarzt-Bücher mit, in denen sich manche gute Kritik am Kassensystem und an zweifellos auch zu findenden schwarzen Schafen fatal mit überzogenen Anschuldigungen gegenüber der Schulmedizin vermischt. Eine generell skeptische Grundhaltung ist immer richtig, weil sie ein Aspekt des Wissensdrangs ist, aber Skepsis ist eben auch gegenüber den als redlicher, natürlicher, menschlicher, gesünder, nachhaltiger, umweltverträglicher und solidarischer angepriesenen sogenannten Alternativen angebracht, die zum Teil aus Büchern stammen, deren Inhalte und Autoren seit Jahrhunderten überholt und widerlegt sind. Nicht alles, was aus den vermeintlich paradiesischen Urzeiten der mittelalterlichen Pflanzenheilkunde inkl. Signatur- und Säftelehre in die Gegenwart herübergezerrt wird, ist wirklich besser als das Ergebnis jahrhundertelangen systematischen und wissenschaftlichen Forschens. Oft gibt es nicht einmal Nachweise für die behaupteten Wirkungen oder Wirkweisen. Und gerade in der Zahnmedizin bedeutet das Verwerfen des in Forschung und Behandlung Machbaren zwingend den Rückschritt in eine wirklich düstere, erkenntnisarme Zeit, in der man den Zahnschmerz auf den Zahnwurm zurückgeführt und mit hochgiftigen Bilsenkrautsamen behandelt hat. Klingt absurd? Dann lesen Sie sich einmal in die „Zahnmeridiane" ein, die der Traditionellen Chinesischen Medizin zugewiesen werden, obwohl sie auch dort eher Neuland sind. Dieses fantasiereiche System hat starken Zulauf.

Auf der anderen Seite wäre es ziemlich vermessen, alles jenseits des westlichen Wissenschaftssystems als unbrauchbar abzulehnen. Überall auf der Welt wünscht man sich gesunde Zähne. Die Methoden ihrer Gesunderhaltung und Behandlung unterscheiden sich jedoch zum Teil erheblich. Die Gründe dafür können auch in kulturellen und gesellschaftlichen Unterschieden liegen, etwa in der Bereitschaft der Patienten, Therapien mitzutragen, oder in ihren finanziellen Möglichkeiten. In Indien praktizieren viele Zahnärzte auf der Straße, ihre Instrumente reinigen sie mit Seife. Nicht dass dies nachahmenswert wäre, aber gerade aus Ländern wie diesem kommen teilweise überaus effiziente Prophylaxemethoden, die sich in unserem Kassensystem, in dem bei jedem Loch zum Bohrer gegriffen wird, trotz ihrer prinzipiellen Wirksamkeit kaum durchsetzen können. Während man es zunehmend als schick betrachtet, seine Zähne mit vermeintlich alternativen, aber teilweise sehr schädlichen Substanzen wie Schlämmkreide oder Aktivkohle zu putzen oder die gleichermaßen wirkungslosen wie keimbesiedelten Siwak-Hölzer zu kauen, bleibt eine simple und hochwirksame Rezeptur wie der indische Fluoridlack Copal-F geradezu ein Geheimmittel, das kaum jemand kennt. Vielen Baumharzen und praktisch allen ätherischen Ölen kann man eine stark keimhemmende bis desinfizierende Wirkung auf die Mundflora zuschreiben. Auszuschließen sind Harze, die aufgrund ihres Gehalts an Terpenen schädlich wirken, sowie ätherische Öle giftiger Pflanzen wie Rainfarn oder Thuja. Gerade der Apotheker hätte alle Möglichkeiten, diese alternativen Mittel und Methoden zu sichten und seinen Kunden die richtigen zu empfehlen, statt stereotyp nur zu den in bunten Schachteln verpackten Errungenschaften unserer westlichen Zahnpflegeindustrie zu raten. Die Apotheke war immer der Ort, wo man Durchblick gewinnen konnte, bis die Werbung sich zur Beute gemacht hat. Weckt es vielleicht Vertrauen, wenn die lange bewährte und bestens eingeführte Zahncreme Sensodyne in mittlerweile mindestens sechs unterschiedlich formulierten Variationen mit weitgehend kongruenten Anwendungsgebieten zu haben ist?

Überlegungen dieser Art deuten darauf hin, dass man als aufgeklärter Verbraucher, der sich um die Gesundheit seiner Zähne sorgt, vielleicht gerade dort nicht ganz so gut aufgehoben ist wie gedacht. Es ist also wichtiger denn je, Durchblick in Sachen Zahngesundheit zu gewinnen. Wenn Sie Ihre Zähne gesund erhalten wollen, ist es vor allem wichtig, dass Sie ihre Krankheiten besser verstehen. Dadurch ist es möglich, auch die Mittel und Methoden zur Gesunderhaltung der Zähne besser einzuschätzen. Wir kommen dabei auch auf echte „Geheimmittel" zu sprechen, die der Zahnarzt nicht empfiehlt, von denen man als Patient also in der Regel nichts weiß. Mit ihnen lassen sich Karies und Parodontitis weitgehend verhindern und – im Rahmen eines ganzheitlichen Prophylaxeprogramms, das auch eine Ernährungsumstellung einschließt – sogar nahezu völlig ausschalten. Der Traum von dauerhaft gesunden Zähnen kann Wirklichkeit werden, nicht unbedingt im Rahmen unseres zahnärztlichen Versorgungssystems, aber im Zusammenspiel verschiedener Faktoren (zuckerfreie Ernährung, konventionelle und alternative Produkte, richtige Balance zwischen Vorsorge und Behandlung usw.) durchaus.

Wenn Zahnärzte vom regelmäßigen Gebrauch von Lösungen zur Munddesinfektion abraten, kann das allerdings gute Gründe haben, denn die Nachteile mancher Mittel beschränken sich nicht auf Zahnverfärbungen, sondern spielen auch bei Hypertonie eine Rolle. Wesentlich ist auch die Möglichkeit einer ungünstigen Verschiebung der Mundflora.

Der Bereich sinnvoller und wirksamer Mittel zur Zahnpflege reicht weit über die deklarierten Zahnpflegeerzeugnisse wie Zahncreme und Mundwasser hinaus. Etliche Firmen haben ganze Produktlinien entwickelt, mit denen sich nicht nur die Mundhygiene verbessern lässt. Hier stehen auch Mittel gegen Aphten, Mundtrockenheit oder spröde Lippen zur Verfügung. Es gibt daneben jedoch noch etliche andere Produkte, die gar nicht für die Mundhygiene oder Zahnpflege beworben werden, jedoch trotzdem sehr wertvoll für diese Anwendungsbereiche sind. Ein ganz einfaches Beispiel ist das in Apotheken, Drogerien und Supermärkten leicht erhältliche Natriumbicarbonat („Natron"), mit dem sich Säuren im Mund schnell neutralisieren lassen und das deshalb auch in etlichen Fertigprodukten eingesetzt wird. Natron wird auch als Zusatzstoff in einigen Zahncremes verwendet, außerdem wird es als Staub bei der professionellen Mundhygiene verblasen, um die Zähne zu reinigen. Es spricht überhaupt nichts dagegen, Natron nach dem Essen als Säurestopper zu verwenden (1 Teelöffel auf 100 ml Wasser als Mundspülung), allerdings sollte man wissen, dass diese Wirkung nicht über den Moment hinausgeht und lediglich darin besteht, einen akuten Säureangriff auf die Zähne abzuwehren. Obwohl Natron in diesem Bereich zu den wirkungsvollsten und besten Zahnpflegeprodukten gehört, wird diese einfache und billige Anwendungsmöglichkeit nicht propagiert.

Auch gibt es nicht wenige ätherische Öle, die eine frappante Wirkung auf die Zahngesundheit haben und die deshalb, je nach Neigung des Anwenders, einen festen Platz in der täglichen Mundhygiene und Zahnpflege haben sollten. So wird Salbei schon seit langem für die Zähne empfohlen (auch als Tee), und Nelken- oder Teebaumöl eignen sich hervorragend zur Bekämpfung schädlicher Mikroorganismen im Mund. Hierdurch verhüten sie die Bildung von Karies und sorgen für einen besseren Atem. Cardamomsamen wurden bereits als Dragees speziell für die Mundhygiene angeboten. Jeder Apotheker, der sich mit den Eigenschaften der Heilpflanzen auskennt, kann jederzeit passende Empfehlungen abgeben. Bei ätherischen Ölen gibt es den großen Vorteil einer sehr einfachen, praktischen Anwendung (siehe Kasten am Ende des Kapitels über ätherische Öle). Sie können im Bedarfsfall auch unverdünnt direkt ins Zahnfleisch einmassiert werden.

Gut zu wissen

Ob eine Apotheke auf dem Gebiet der Zahngesundheit wirklich kompetent ist, erkennt man daran, das sie aus einem reichhaltigen Fundus schöpfen kann, noch ohne das erste spezifische Zahnpflegeprodukt angeboten zu haben. Wichtig ist hier, sich zunächst einen guten Überblick über die Souveränität zu verschaffen, mit der die Apotheke das Zahnthema bedient.

Weil die Grenze zwischen erklärten Zahnpflegeprodukten und solchen ohne zahngesundheitliche Vermarktung fließend ist, werden die wichtigsten davon gemeinsam in einem Kapitel vorgestellt.

4.1 Färbetabletten: Karies sichtbar machen

Ein Zahnpflegeprodukt ohne direkte zahnpflegende Wirkung ist die Färbetablette für Plaque. Ihre einzige Funktion besteht darin, vorhandene Zahnbeläge einzufärben und dadurch sichtbar zu machen. Das Ergebnis ist in der Regel ein bisschen schockierend, denn wenn man eine solche Tablette zerkaut, ist nahezu der gesamte Zahnbereich verfärbt. Damit kann man kontrollieren, wie gründlich die eigene Zahnpflege ist. Zahnfärbetabletten haben deshalb vor allem bei Kindern einen beachtlichen erzieherischen Effekt, können aber auch den Erwachsenen über

die Gründlichkeit seiner Zahnpflege ins Bild setzen. Ein besonderer, bis jetzt eher vernachlässigter Einsatzzweck besteht in der Kontrolle der Reinigungsleistung von Zahnbürsten: Mit Färbetabletten kann man feststellen, welches Gerät gründlicher putzt bzw. ob man vielleicht die Anwendungsdauer verlängern sollte, um das gewünschte Ergebnis zu erzielen.

Es gibt sogar zweifache Färbetabletten wie das Produkt Curaprox PCA223 des Herstellers Curaden, das ältere Plaque blau und neue rot färbt. Bei diesen Tabletten kommt nicht der in letzter Zeit in die Kritik geratene Farbstoff Erythrosin zum Einsatz, der vereinzelt noch für Färbetabletten verwendet wird. Dieser Farbstoff ist stark jodhaltig und steht im Verdacht, Allergien auszulösen und die Schilddrüsenfunktion zu beeinflussen. Bei der Auswahl von Plaque-Färbetabletten sollte darauf geachtet werden, keine erythrosinhaltigen Produkte zu verwenden.

Aus diesen Gründen sind Färbetabletten ein wertvoller Bestandteil der Zahnpflege und sollten jedem, der sich für das Niveau seiner eigenen Anstrengungen auf diesem Gebiet interessiert, immer zur Verfügung stehen.

Färbetabletten
- **Pro:** Zahnbeläge und Hygieneerfolg werden sichtbar, leichte Anwendung
- **Contra:** Nur Diagnose, aber keine Reinigung, „färbt fast immer"
- **Alternativen:** keine

4.2 Ätherische Öle: Wunderwaffen der Mundhygiene

Die bereits erwähnten ätherischen Öle aus bestimmten Pflanzen stellen eine hervorragende Ergänzung jeder Zahnpflege dar. Sie wirken sehr günstig auf die Mundflora, spenden Atemfrische, töten viele

Keime und regen außerdem die Durchblutung des Zahnfleischs an. Gegenüber Tinkturen ist ihnen immer der Vorzug zu geben, weil sie keinen Alkohol enthalten, dafür aber die jeweiligen Wirkstoffe in höherer Konzentration bereitstellen. Sie lassen sich, gerade als kleinere Fläschchen, leicht transportieren und helfen daher auch auf Reisen. Aufgrund der hohen Wirkstoffkonzentration sind sie außerdem sehr ergiebig und dadurch sparsam im Gebrauch. Ätherische Öle werden häufig als Zusatzstoffe für Zahnpflegeprodukte verwendet, des Weiteren setzt man sie mehr und mehr auch in Zahnarztpraxen ein. Ein besonderer Nutzen liegt auch darin, ersatzweise zum Zähneputzen eingesetzt werden zu können, wenn gerade die Zahncremetube leer ist. Mit einem Fläschchen Teebaumöl hat man also eine vielseitig verwendbare „Allzweckwaffe" für die tägliche Anwendung und bei Versorgungsengpässen.

Ätherische Öle eignen sich als natürliche Alternative zu chemischen Produkten wie etwa Chlorhexidin. Sie empfehlen sich dadurch für alle Anwender, die Wert auf eine eher naturnahe Pflege ihrer Zähne legen und die den frischen Geschmack echter Pflanzenöle dem medizinischen Aroma chemischer Zubereitungen vorziehen. Sie können hervorragend dafür verwendet werden, eine dauerhafte Chlorhexidinverwendung wochenweise zu ersetzen und dadurch die sonst drohenden Zahnverfärbungen zu verhüten. Verschiedene ätherische Öle haben ein sehr breites Spektrum möglicher Anwendungen von der Mundhygiene über die äußerliche und innerliche Anwendung bis hin zur Aromatherapie. Dennoch ist bei der Anwendung Vorsicht geboten, denn auch Pflanzenzubereitungen können bei Überdosierung Nebenwirkungen haben und sind nicht selten sogar giftig (etwa das für die Zahnpflege nicht relevante Rainfarnöl).

Manche Öle wirken mehrfach: Sie wirken desinfizierend, erfrischend, entkrampfend, blutstillend und beruhigend. Auch Zubereitungen ätherischer Öle wie etwa das seit Jahrhunderten bekannte „Basler Öl" (Handelsname: Olbas für Oleum Basileum) können für die Anwendung in der Zahnpflege empfohlen werden. Man kann Olbas tropfenweise einmassieren oder mit etwas Wasser zu einer frischen und desinfizierenden Mundspülung verdünnen. Dieses Präparat enthält ausschließlich reine ätherische Öle. Andere Zubereitungen für die äußerliche Anwendung können Trägerstoffe wie beispielsweise Paraffinöl enthalten und dürfen dann nicht empfohlen werden. Apotheker können auch eigene Zubereitungen für die Mundhygiene entwickeln – fragen Sie danach. Eine wichtige Rolle wird dabei immer auch Pfefferminzöl spielen, dessen Duft und Geschmack schon immer für perfekte Mundhygiene stehen. Pfefferminzöl ist auch in Olbas enthalten, kann aber natürlich auch einzeln empfohlen werden. Daneben empfehlen sich auch Geraniol und Nelkenöl für die Zahnpflege. Menthol mag ebenfalls seinen Wert haben, erscheint aber aufgrund der etwas schwierigeren Handhabung dieser Kristalle, die bei Zimmertemperatur sublimieren, nicht unbedingt als erste Wahl, außerdem kann die Substanz Irritationen auslösen. In Maßen in Zubereitungen eingesetzt, entfaltet Menthol eine sehr erfrischende, stark kühlende Wirkung.

Ätherische Öle werden auch in vielen Fertigprodukten eingesetzt, weil sie nachgewiesenermaßen besonders wirksam gegen Plaque sind. Beispielsweise enthält die bekannte Mundspülung Listerine Methylsalicylat, Thymol, Cineol (Eukalyptol) und Menthol. Diese ätherischen Öle dringen in den Biofilm ein, und zwar auch subgingival, wo sich bis zu einer Taschentiefe von 2 mm ein bakterienreduzierender Effekt erzielen lässt. Aufgrund ihrer guten Fettlöslichkeit können ätherische Öle die Zellmembranen von Bakterien leicht durchdringen. Weil sie hydrophob sind, erschweren ätherische

4

Öle zudem die Anhaftung von Bakterien am Zahn und verlangsamen dadurch die Plaquebildung. Mundspülungen mit ätherischen Ölen wirken nachweislich besser gegen Bakterien als solche mit Aminfluorid/Zinnfluorid, Triclosan oder PVA/MA-Kopolymeren. Beispielsweise wirkt die Listerine-Mundspülung, die ätherische Öle enthält, besonders effektiv auf das Bakterium *Actinobacillus actinomycetemcomitans,* einen der Hauptkeime der, und zwar auch im Biofilm (Plaque), den Bakterien als Schutz gegen antimikrobielle Wirkstoffe aufbauen. Ätherische Öle sind in der Lage, diesen Biofilm komplett zu durchdringen und Bakterien bis hin zur Zahnoberfläche abzutöten.

Das bedeutet, dass ätherische Öle gerade aufgrund ihrer physikalischen Eigenschaften zu den stärksten Waffen gegen zahnschädigende Bakterien gehören. Hinzu kommen ihre Natürlichkeit und Frische, wegen derer ihnen viele Anwender den Vorzug vor teilweise geheimnisvollen chemischen Präparaten geben. Eine gute Apotheke hält eine passende Auswahl wirksamer ätherischer Öle vor und achtet dabei auf zweierlei: Erstens sollten immer nur reine ätherische Öle verkauft werden, also solche ohne Trägersubstanz wie zumeist Äthanol. Das reine Öl ermöglicht dem Benutzer eine sichere Dosierung und einen fairen Preisvergleich. Zweitens sind große Flaschen nicht unbedingt besser als kleine, auch wenn sie günstiger sind. Etliche ätherische Öle wie beispielsweise Teebaumöl oxidieren relativ schnell und werden dadurch unbrauchbar. Daher sind immer kleinere Füllmengen bis höchstens 10 ml (für Familien 20 ml) zu empfehlen. Da die tropfenweise Dosierung sehr sparsam ist, reicht so eine kleine Flasche über Monate, auch fällt die Anschaffung preislich kaum ins Gewicht.

Das bedeutet auch, dass man bei der Auswahl stets zur besten Qualität greifen sollte. Auf dem Gebiet der ätherischen Öle hat sich die Marke Primavera schon vor Jahrzehnten einen sehr guten Ruf aufgebaut. Die dort erhältlichen ätherischen Öle stammen, wo möglich, aus kontrolliert biologischem Anbau, die Qualitätsstandards sind hoch und die Marke hat außerdem bei Verbrauchern einen sehr hohen Bekanntheitsgrad. Nicht zuletzt aufgrund der etwas höheren Preise gilt Primavera sozusagen als Premiummarke.

Für die Mund- und Zahnpflege haben sich besonders die folgenden ätherischen Öle bewährt:

- Teebaumöl
- Pfefferminzöl
- Nelkenöl
- Rosengeranienöl
- Thymianöl (Thymol)

Diese ätherischen Öle wirken bakterien-, viren- und pilztötend, sie können je nach Geschmack einzeln oder gemischt verwendet werden. Hervorragend bewährt hat sich folgende Methode: Auf die angefeuchtete Zahnbürste einen Tropfen ätherisches Öl geben, danach die Zahncreme draufgeben und wie gewohnt die Zähne putzen. Dadurch wird das ätherische Öl überall im Mund verteilt und direkt an die Zahnbeläge gebracht. Nach dem Ausspülen verbleibt ein frischer, klarer Geschmack im Mund.

Außerdem kann aus jedem dieser Öle eine stark wirkende Mundspülung gemacht werden, indem man einen Tropfen mit 10 ml warmem Wasser mischt. Hat man kein Wasser zur Hand, kann man auch einen (!) Tropfen direkt in den Mund geben und mit der Zunge verteilen. Durch den etwas scharfen Geschmack wird die Speichelbildung angeregt, man kann also nach der Anwendung überschüssiges Öl leicht ausspucken. Damit die Wirkung anhält, beispielsweise nachts, sollte danach nicht zu gründlich nachgespült werden.

Wem das zu umständlich ist oder wer es vielleicht etwas milder haben möchte, der kann auf die Zahnpflegeprodukte der

Marke Tebodont zurückgreifen. Sie enthalten Teebaumöl in der richtigen Menge, eine eigene Dosierung ist daher nicht nötig. Eine gute Wahl, wenn es schneller gehen soll, oder auch für die Reise.

Ätherische Öle werden auch von verschiedenen anderen Firmen angeboten, so etwa unter dem in Apotheken äußerst weit verbreiteten Markennamen Caleo des Anbieters Caesar & Loretz GmbH. Die Produkte dieses Herstellers haben eine hohe Reputation, allerdings unterscheiden sich die Angaben der beiden Firmen bezüglich der Herkunft, Anbau- und Ernteweise, Produktionskette und Qualitätssicherung ganz erheblich. Während Primavera-Öle geradezu in jeder Hinsicht nachvollziehbar sind, beispielsweise auch den Oxidationsschutz durch Edelgas betreffend, bleiben bei Caleo viele Informationen unbekannt. Gerade auf dem Markt ätherischer Öle, auf dem es auch anonyme und verdünnte Ware gibt, ist Vertrauen in die Integrität der Produkte nicht hoch genug einzuschätzen. Nicht wenige Konsumenten, die sich etwas intensiver mit ätherischen Ölen befassen, neigen dem hochwertigen Markenprodukt zu.

Fünf Jahre nach der Gründung von Primavera im Jahre 1986 entdeckte auch die Firma Taoasis GmbH in Detmold den Markt und versucht seither, ein ähnliches Umwelt- und Nachhaltigkeitsimage ihrer Erzeugnisse zu etablieren. Wer etwas billigere, aber trotzdem ganz gute ätherische Öle kaufen möchte, findet bei diesem Hersteller eine reiche Auswahl.

■ **Näher betrachtet: Tebodont-Produkte mit Teebaumöl**

Die Wirkung von ätherischem Teebaumöl wurde etwas weiter oben beschrieben, ebenso wie sein frischer Geschmack. Gleichwohl ist dieses Öl nicht jedermanns Sache, weil es pur relativ herb schmeckt. Bei regelmäßiger Anwendung kann man sich Teebaumöl auch ein bisschen

verleiden. Einen Ausweg stellen Fertigprodukte mit Teebaumöl dar, wie sie vom Hersteller Dr. Wild & Co. AG angeboten werden. Die Serie umfasst eine Reihe allgemeiner und spezieller Mundhygieneprodukte, unter anderem Zahncreme, Mundspülung, einen Lippenpflegestift, ein Mundspray und ein Gel für die punktgenaue Anwendung im Mund.

Bei all diesen Produkten fällt die gut ausbalancierte Zusammenstellung auf. Während sich reines Teebaumöl, etwa als Tropfen mit der Zunge aufgenommen, durch seine herbe Schärfe empfiehlt, schmecken Tebodont-Produkte wesentlich milder, dabei aber frisch und gesund. Bei dem Lippenpflegestift tritt das Teebaumöl-Aroma sogar so weit in den Hintergrund, dass es nur noch als aromatischer Anklang wahrzunehmen ist. Das Mundspray und die Mundspülung sind in etwa gleich zusammengesetzt. Die Anwendungsempfehlung der Mundspülung schreibt Ausspucken vor, die des Mundsprays nicht. Der Grund dafür dürfte darin liegen, dass man es bei der Mundspülung gleich mit 10 ml zu tun bekommt. Zu Nebenwirkungen dürfte es aber nur bei exzessiver oraler Aufnahme kommen, sicher nicht beim Verschlucken geringer Mengen. Sowohl die Mundspülung als auch das Mundspray haben nichts von der gewohnten Schärfe des ätherischen Öls, sondern sind so frisch und natürlich, dass man sie gerne regelmäßig verwendet.

Die Zahncreme Tebodont-F ist mit ihrem Fluoridgehalt und ihrem RDA-Wert in der Übersicht im Zahncreme-Kapitel verzeichnet. Geschmacklich gleicht sie weitgehend der Methode, vor der Zahncreme einen Tropfen Teebaumöl auf die Zahnbürste zu geben. Der Teebaumölgeschmack ist kräftig und präsent, macht sich allerdings nicht unangenehm bemerkbar. Der Grund dafür liegt darin, dass sich in beiden Fällen das Teebaumöl mit der Zahncreme vermischt und daher verdünnt wird.

4

Zweifellos ist Tebodont-F praktischer in der Anwendung, man spart einige Handgriffe und kann sie folglich auch nicht vergessen. Im Gegensatz zu den chemisch übersteigerten Frische-Aromen konventioneller Zahncremes schmeckt diese Zahncreme sehr natürlich und angenehm. Außerdem bleibt diese Mundfrische nach der Anwendung ziemlich lange erhalten.

Für Irritationen am Zahnfleisch und der Mundschleimhaut steht das Gel zur Verfügung, das in einer Kunststofftube mit praktischer Applikationsspitze geliefert wird. Dieses Gel schmeckt grundlegend anders, weil es einige Inhaltsstoffe enthält, die deutlich nach Zitrone schmecken. Das ist sehr angenehm und trägt zur Regelmäßigkeit der Anwendung bei. Die Tube ist mit 18 ml Füllmenge auch kompakt genug für die Verwendung unterwegs. Für das Tebodont-Gel fallen einem nicht auf Anhieb passende Anwendungssituationen ein, denn „Irritationen" kann alles und nichts sein und gegen Zahnfleischbluten wird das Gel alleine ohne grundlegende Behandlung der Ursachen nicht viel ausrichten. Denkbar ist jedoch die Versorgung abheilender Wunden etwa nach Extraktion oder Abszessbehandlung, die Begleitung durchbrechender Zähne oder auch die Mundhygiene bei festsitzenden Zahnspangen (Brackets). Prothesenträger können das Gel vorteilhaft für die Behandlung von Druckstellen auf dem Zahnfleisch verwenden, außerdem kann es bei Bedarf mit der Spitztülle direkt in die Zahnzwischenräume oder unter Brücken gedrückt werden. Auch nach erfolgter Zahnextraktion sowie als Versorgung während der verschiedenen Phasen einer Implantatbehandlung kann das Gel helfen. In all diesen Fällen kann reines Teebaumöl als zu intensiv empfunden werden.

Ich bin selbst ein Freund der reinen Wirkstoffe, in diesem Fall also des reinen ätherischen Öls. Aus den genannten Gründen und wegen der überzeugenden geschmacklichen Balance sehe ich in den Tebodont-Produkten sehr gut gemachte Produkte für die tägliche Mundhygiene. Sie werden nicht nur diejenigen ansprechen, die sich nichts selbst etwas mischen wollen, sondern haben auch überall da ihre Berechtigung, wo praktische, gut gemachte und vielseitig verwendbare Fertigprodukte gefordert sind.

> **Gut zu wissen**
>
> Ein großer Vorteil der ätherischen Öle ist die enorme Vielseitigkeit ihrer Anwendungsmöglichkeiten. Sie lassen sich aufgrund ihrer keimtötenden Wirkung auch für die Haut und zur Nagelpflege verwenden (Nagelpilz), ferner für die Aromatherapie und Raumbeduftung, als Einreibung und Inhalat und für viele andere Zwecke. Allerdings sollte jede Anwendung überlegt erfolgen. Eine Reihe von ätherischen Ölen ist bei Einnahme giftig (z. B. Rainfarn). Es ist wichtig, darauf zu achten, dass nicht jede Substanz natürlichen Ursprungs automatisch als harmlos angesehen werden darf.

Nicht nur ätherische, sondern auch fette Öle wirken sich positiv auf die Mundhygiene und Zahngesundheit aus. Aus der ayurvedischen Medizin kommt das sogenannte Ölziehen, über das es im Internet einige instruktive Darstellungen gibt. Kurz gesagt, handelt es sich dabei um eine Behandlungsform, bei der man einen Esslöffel Speiseöl etwa zwanzig Minuten lang im Mund hin- und herbewegt. Hierdurch werden viele Giftstoffe und schädliche Mikroorganismen gelöst und dann zusammen mit dem Öl ausgespuckt. Es gibt Untersuchungen darüber, dass durch diese Reinigung das Risiko, an Karies oder Parodontitis zu erkranken, gesenkt werden kann. Sie ersetzt aber nicht die gründliche

Zahnpflege. Ölziehkuren werden auch gegen eine Reihe weiterer Beschwerden empfohlen.

Für diese Anwendung eignet sich prinzipiell auch das als Hausmittel vermarktete Neo-Ballistol des Herstellers F. W. Klever. Neben seinem Hauptbestandteil, medizinisch reinem Weißöl (Paraffinöl), enthält es u. a. Pfefferminz- und Anisöl und wirkt dadurch desinfizierend. Benutzer, die damit entzündete Zahnfleischstellen betupft und die Entzündung dadurch zum Abklingen gebracht haben, äußerten sich darüber positiv. Ob sich bei Mundspülungen Paraffinöl gegenüber Speiseölen überhaupt legitimiert, kann man in jeder Apotheke in Erfahrung bringen, denn das kann jeder Pharmazeut auf der Basis seines Fachwissens beurteilen. Möglicherweise sollte das Mittel dann doch nur zur örtlich begrenzten Anwendung verwendet werden. Die Gefährlichkeit niedrig viskotischer Paraffinöle (Lampenöl) für die Lunge ist bekannt.

> **Anwendungsformen für reine ätherische Öle in der Mundhygiene und Zahnpflege**
> - einen Tropfen auf die nasse Zahnbürste, bevor die Zahncreme draufkommt
> - zur Desinfektion der Zahnbürste: nach dem Zähneputzen zwei Tropfen auf die Borsten (besonders für Siwakholz und für Naturborsten zu empfehlen)
> - einen bis zwei Tropfen mit etwas warmem Wasser als Mundspülung
> - hochwirksam ohne Wasser: einen Tropfen auf den Handrücken geben und mit der Zunge aufnehmen
> - als selbstgemachtes Zahnpulver: Etwas
> - mit einigen Tropfen zu einem Brei vermischen. Achtung: relativ hoher RDA-Wert. Alternative: Kurkuma/Ingwer

> - als Mundspray: einfach in einen befüllbaren Flacon geben (auch als Mischung)

> **Ätherische Öle**
> - **Pro:** natürlich, preisgünstig, sehr ergiebig, „man weiß, was drin ist"
> - **Contra:** teilweise etwas scharf, keine Fertigzubereitung, Hochdosierung leicht möglich
> - **Alternativen:** Fertigzubereitungen wie z. B. Tebodont

- **Der Selbstversuch: Ätherische Öle von Primavera**

„So nah an der Natur wie möglich" lautet ein Motto dieses Herstellers, der bereits seit 1986 ein gutes Sortiment 100 % reiner ätherischer Öle in hoher Qualität anbietet. Das Erfolgsrezept liegt dabei auf der durchgehenden Qualitätssicherung vom Saatgut bis zur Abfüllung des fertigen Öls. Alle ätherischen Öle dieses Herstellers sind völlig naturrein und werden direkt aus der Ursprungspflanze gewonnen und danach nicht verändert. Das Öl wird in seiner ursprünglichen Reinheit belassen, es kommen keine Zusatzstoffe (also auch keine Duftstoffe) dazu. Im Produktprogramm finden sich konventionelle Öle, solche aus biologischem Anbau und solche aus Wildsammlung. Außerdem sind alle Öle sortenrein, also unvermischt. Sie werden auch nicht mit isolierten Einzelbestandteilen der gleichen Öle eingestellt, wie es bei DAB-Ölen der Fall ist.

Ich kenne und verwende ätherische Öle von Primavera bereits seit fast 30 Jahren und benutze die damals gekauften Flaschen noch immer, ohne dass mir eine Qualitätsveränderung aufgefallen wäre. Schon damals war für Primavera-Öle deutlich mehr zu bezahlen als für die gleichen Öle anderer Hersteller, allein schon das

4

Versprechen der Naturreinheit und der durchgehend hohe Qualitätsstandard machen aber die Mehrkosten wett. Da ätherische Öle äußerst ergiebig sind, spielt es letztlich auch keine große Rolle, ob man für eine Flasche mit 10 ml nun 12 oder 18 € bezahlt. Und wie immer gilt auch hier: Wenn etwas billiger angeboten wird, dann wurde auch irgendwo etwas eingespart.

Die Firma Primavera leistet sich einiges, was andere Hersteller nicht bieten. Beispielsweise werden alle ätherischen Öle und Bio-Pflegeöle bei der Abfüllung mit einer Schicht Edelgas (Argon) als Oxidationsschutz belegt. Dadurch weisen die ungeöffneten Flaschen eine sehr lange Haltbarkeit auf. Alle ätherischen Öle werden mit einem kindersicheren „Frische-siegel" versehen, das beim ersten Öffnen knackt. Der Deckel ist rutschfest und griff-sicher. Die Firma bietet ferner überwiegend kleine Abfüllungen zu 5 ml an, was sich ebenfalls günstig auf die Produktgüte aus-wirkt, weil man diese Menge schneller ver-braucht. Die Verpackungen sind außerdem 100 % undurchlässig für UV-Licht (200 bis 325 nm).

Die Anwendung ätherischer Öle im Bereich der Mundhygiene ist Vertrauens-sache, weil der Patient sich darauf verlassen will, nur das gewünschte ätherische Öl in den Mund zu nehmen und nichts weiter. Gerade für diesen Anwendungsbereich sind Primavera-Öle wegen ihrer hohen Reinheit die erste Wahl. Bei billigeren ätherischen Ölen ist nie klar, ob sie gestreckt oder mit Fremdstoffen verunreinigt wurden, aus welcher Umgebung die geernteten Pflanzen stammen und welche Güte das Produkt überhaupt hat. Was mich für diese Marke in besonderer Weise einnimmt, ist aber die frappierende Intensität dieser Öle. Ich habe auch schon ätherische Öle billig im Internet gekauft. Wenn man jedoch an einem Primavera-Öl riecht, erscheint es so, als würde sich dabei das Wesen der Pflanze ganz unmittelbar mitteilen, und

das schreibe ich nicht, weil mir die Firma vier Fläschchen für dieses Buch geschickt hat. Wer sich selbst überzeugen will, der braucht nur ein solches ätherisches Öl und ein vermeintlich günstigeres Vergleichs-produkt als Tester bereitzuhalten.

4.3 Zahnpflege-Kaugummis, Natron

Zuckerfreier Kaugummi gehört zu den effizientesten Mitteln zur Zahnpflege, weil er den Speichelfluss anregt und die Zähne reinigt. Außerdem beschäftigt er das Muskelsystem des Kieferapparats und beugt damit Degenerationsprozessen vor. Es spielt dabei keine Rolle, welche Marke oder Geschmacksrichtung man wählt, solange der Kaugummi wirklich keinen Zucker enthält. Doch längst wurde dieses einfache und beliebte Mittel zur Zahnpflege weiter verbessert und auf die Bedürfnisse moderner Zahngesundheit abgestimmt. Und die Kaugummihersteller haben das Thema natürlich auch längst erkannt und bewerben ihre zuckerfreien Produkte als besonders zahnfreundlich. Der erste Kau-gummi der modernen Welt wurde 1848 angeboten, er bestand aus Fichtenharz und Bienenwachs und ging auf ein Indianer-rezept zurück. Archäologische Funde belegen, dass bereits seit der Steinzeit Naturstoffe mit ähnlichen Eigenschaften gekaut wurden, insbesondere Baumharze und Teer. Viele dieser Stoffe haben eine bakterizide Wirkung auf die Mundflora und können als zahngesund bezeichnet werden. Allerdings wird heute natürlich vom Kauen von Baumharzen abgeraten, da sie wegen ihres Gehalts an Terpenen und Aromaten bei regelmäßiger Einnahme bestimmter Mengen als gesundheitsschäd-lich gelten. Zwei kleine Kügelchen Weih-rauch oder Myrrhe pro Tag, zusammen 300 mg, liegen allerdings weit unter der Dosierung, für die eine Schädlichkeit angenommen werden kann – dies wird hier nur deshalb erwähnt, weil die orale Einnahme solcher Harze seit dem Altertum dokumentiert ist und ihr sehr positive Wirkungen zugeschrieben werden. Aus diesem Grund wird z. B. Weihrauch (Olibanum) auch für pharmazeutische Fertigprodukte verwendet.

Zurück zum zuckerfreien Kaugummi: Als einfaches Mittel für eine gründliche Zahnreinigung ist er immer zu empfehlen, gerade für unterwegs. Auch kann durch ihn der Konsum zuckerhaltiger Süßigkeiten deutlich eingeschränkt werden, was ebenfalls den Zähnen zugute kommt. Um sich von herkömmlichen Kaugummis aus dem Supermarkt abzugrenzen, wird der Apotheker eher solche mit einem fundierteren Entwicklungshintergrund vorschlagen, die vielleicht noch einen speziellen Wirkstoffkomplex oder ein reinigendes Granulat enthalten und dadurch noch mehr für die Zahngesundheit leisten. Diese Produkte sind ihren profanen Geschwistern aus dem Lebensmittelhandel tatsächlich noch um einiges voraus. Als Baustein für die Gesunderhaltung der Zähne sind sie auch deshalb sinnvoller, weil sich mit ihnen die Gewissheit verbindet, ein ausgewiesenes Zahnpflegeprodukt zu verwenden und nicht einfach nur Kaugummi, den man überall bekommt. Für den Konsumenten ergibt sich daraus vielleicht eine etwas ernsthaftere Anwendungsweise, die etwas mehr Gründlichkeit zur Folge hat. Natürlich ist es aber jedem unbenommen, zu preiswerten Standardsorten zu greifen, die allein schon durch den Kauvorgang einen sehr positiven Effekt auf die Zähne haben. Immerhin steht einer spontanen Kaufentscheidung dann auch keine finanzielle Hürde im Weg.

■ **Übersicht Zahnpflegekaugummis**

Unter den Kaugummis, die mit einem zahnpflegerischen Anspruch vermarktet werden, sollte man stets denen den Vorzug geben, die in ausreichender Menge Xylitol enthalten (ca. ein Gramm pro Portion). Aus naheliegenden Gründen sind zuckerhaltige Kaugummis in jedem Fall auszuschließen. Ein weiteres Auswahlkriterium ist die Frage, ob die Inhaltsstoffe möglichst natürlich sind.

Ein bei Kunden sehr beliebter und von der Zeitschrift „Öko-Test" (3/2016) mit „Sehr gut" bewerteter Zahnpflegekaugummi ist kauX Xylitol-Zahnpflege-Kaugummi. In diesem Produkt trifft ein hoher Xylitol-Gehalt auf eine Zusammensetzung sehr natürlicher Zutaten. In diesem Kaugummi gibt es weder Zucker noch Aspartam, Sorbitol, Laktose oder Gluten. Es sind vier Geschmacksrichtungen erhältlich, von denen nur eine (Fresh Fruit) künstliche Aromastoffe enthält. Geschmacklich ist dieser Kaugummi zufriedenstellend, wenngleich der Geschmack nicht lange anhält.

Nicht weit davon entfernt und in der genannten Zeitschrift ebenfalls mit „Sehr gut" bewertet ist Xucker Xummi Zahnpflegekaugummi. Auch hier ist der Xylitolgehalt hoch und die Zusammensetzung sehr natürlich. Von diesem Produkt gibt es drei Geschmacksrichtungen (man verzichtet auf Zimt), die Eigenschaften sind ungefähr gleich, allerdings benötigt die Taschenpackung von Xucker mehr Platz als die von kauX.

Birkengold Xyligum spielen ebenfalls in dieser Liga, allerdings verschwindet der Geschmack hier sehr viel schneller. Der Geschmack (wie bei Xucker: Grüne Minze, Pfefferminz, Frucht) ist allerdings sehr gut und dann verbraucht sich die Packung einfach schneller.

Miradent Xylitol wird in sechs guten Geschmacksrichtungen angeboten, deren Aroma lediglich 15 min durchhält. Das erscheint angesichts des relativ hohen Preises etwas kurz. Für Miradent spricht auch wieder die Verwendung von Xylitol als Süßungsmittel und der Verzicht auf Aspartam. Dennoch ist dieser Kaugummi den bereits genannten Produkten unterlegen, wenn nicht das geschmacksneutrale Kauen ausdrücklich gewünscht wird.

Ein Produkt mit deutlichem Anteil künstlicher Zusatzstoffe ist der Zahnpflege-Kaugummi Xylit von Baders Protect. Dieser Kaugummi enthält unter anderem E 306, E 341, E 422 und E 500 und wurde von Öko-Test mit „gut" bewertet, wahrscheinlich auch aufgrund seines guten und lang anhaltenden Geschmacks.

Es gibt allerdings auch einige Zahnpflegekaugummis, in denen kein Xylitol enthalten ist. Bei solchen Produkten kommt noch hinzu, dass sie mehr künstliche Inhaltsstoffe enthalten. Deshalb sind sie auch in einem niedrigeren Preissegment angesiedelt. Wenn man eher Abhilfe gegen Mundtrockenheit sucht und einem die karieshemmende Wirkung von Xylitol nicht so wichtig ist, kann man mit diesen konventionelleren Zahnpflegekaugummis ebenfalls sein Auslangen finden. In diesem Bereich sind die Zahnpflegekaugummis von Odol-Med 3 sehr empfehlenswert und vor allem billig und mit lange anhaltendem Geschmack. Ein Kaugummi, der zugleich die Zähne putzen soll, heißt Extra Professional White und verfügt über Mikrogranulate. Das Wirkungsversprechen scheint aber eher theoretisch zu sein. Auch dieses Produkt zeichnet sich durch einen billigeren Anschaffungspreis aus, außerdem wird sein frischer Zitronengeschmack gelobt. Auch Airwaves-Kaugummi kann in diesem Zusammenhang empfohlen werden, der sich durch sehr frische Geschmacksrichtungen auszeichnet. Für die Kaugummis in dieser Kategorie spricht eindeutig, dass sie an jeder Tankstelle zu haben sind und deshalb jedem durchgehend zur Verfügung stehen.

> **Zahnpflegekaugummi**
> - **Pro:** billige Süßigkeit, mit der man auch zwischendurch seine Zähne pflegen kann
> - **Contra:** Kaugummi ist nicht jedermanns Sache
> - **Alternativen:** ggf. Pastillen

4.4 Zahnschmelz reparieren: Fluor und Hydroxylapatit

Unter den Substanzen, die man dem Zahn von außen hinzufügt, hat Fluor (Fluoridverbindungen) ohne Zweifel die mit Abstand beeindruckendste Erfolgsgeschichte vorzuweisen. Fluor findet sich deshalb schon lange in Zahncremes, Mundspülungen, Gels, Tabletten und anderen Darreichungsformen. Der Wirkstoff ist in der Lage, den Zahnschmelz zu remineralisieren, also ein Stück weit wiederherzustellen. Dies findet natürlich irgendwo seine Grenzen, außerdem kann die Behandlung mit Fluor das Zahnmaterial hart und dadurch möglicherweise anfällig für Absplitterungen machen. Es wird außerdem kritisiert, das aufgrund des allgegenwärtigen Überangebots an fluoridhaltigen Produkten eine Überdosierung leicht möglich ist. Auf guten Zahnpflegeprodukten ist deshalb der genaue Fluoridgehalt angegeben (in ppm), wodurch eine bessere Einschätzung des jeweiligen Produkts leicht möglich ist. Innerhalb der Produktwelt aus fluoridhaltigen Zahnpflegemitteln kann es durchaus gerechtfertigt sein, eine Zahncreme ohne Fluorid zu verwenden, beispielsweise für das dritte Zähneputzen am Tag oder im Rahmen einer ansonsten ausreichenden Fluoridierung der Zähne.

Eine grundsätzliche Ablehnung fluoridhaltiger Zahnpflegeprodukte, wie sie immer wieder einmal von Verfechtern naturnaher Pflegeansätze oder von Verschwörungstheoretikern geäußert wird, thematisiert die mit nicht haltbaren Quellen untermauerte Annahme, Fluoride würden den Menschen verdummen und ruhigstellen und seien deshalb von Kommunisten wie auch von Nationalsozialisten ins Trinkwasser eingebracht worden. Behauptungen dieser Art werden zum Teil bis auf Rudolf Steiner zurückgeführt. Im Gegensatz zu diesen Ansichten ist die Wirkungsweise von Fluoriden im Zahnschmelz bestens belegt und durch zahllose Studien erwiesen.

> **Gut zu wissen**
>
> Eine dauerhafte Hochdosierung von Fluoriden kann zu unerwünschten Wirkungen führen, unter anderem zu einer Versprödung der Zahnhartsubstanz. In Überdosierung ist Fluorid giftig.

Die Funktionsweise der Fluoridierung beruht auf der geringfügigen Durchlässigkeit des Zahnschmelzes für wasserlösliche Stoffe wie beispielsweise seine Bestandteile Calcium und Phosphat sowie für Fluoride. Sie wandeln das Hydroxylapatit des Zahnschmelzes in Fluorapatit um, das laut Darstellung der Erzeugerfirmen „härter" sein soll. Tatsächlich haben beide Apatitarten eine Mohshärte von 5, eine hexagonale Kristallstruktur und auch sonst weitgehend ähnliche Eigenschaften. Der Unterschied liegt darin, dass Fluorapatit resistenter gegen Säuren ist. Fluoride härten den Zahnschmelz also nicht, wie es immer wieder heißt, sondern sie machen ihn widerstandsfähiger gegen äußere Angriffe. Säuren schwächen den Zahnschmelz, weil sie aus ihm Calcium und Phosphat herauslösen. Die Fluoridierung wirkt diesem Prozess entgegen.

Fluorid wappnet also dem Zahnschmelz und fördert seine Remineralisation,

das Bakterienwachstum wird gehemmt. Als Zusatzstoff zu Lebensmitteln (z. B. Salz) soll Fluorid ebenfalls vorbeugend wirken. Durch seinen inzwischen weitverbreiteten Gebrauch entstand ein neuartiges Phänomen, nämlich das der „verborgenen Karies": Während die Zahnoberfläche gesund und intakt erscheint, breiten sich unter der als intakt wahrgenommenen Oberfläche kleine Kavitäten in Richtung des Dentins aus. Dieses Krankheitsbild ist bei flüchtiger Untersuchung leicht zu übersehen, weswegen auch in diesem Zusammenhang unbedingt zur regelmäßigen gewissenhaften Kontrolluntersuchung durch den Zahnarzt zu raten ist.

Bevor Karies auftritt, kommt es zu einer Demineralisierung des Zahnschmelzes. Dieser Vorgang kann durch Fluoridierung gestoppt und sogar in gewissem Rahmen rückgängig gemacht werden. Hierfür werden die betroffenen Bereiche der Zahnhartsubstanz intensiv mit Fluorid versorgt, was durch Verwendung spezieller Zahncremes mit höherer Fluoriddosis sowie durch spezielle Gels und Lacke erfolgen kann.

Als optimale Fluoriddosis gelten 0,05 mg pro kg Körpergewicht, die systemische (also durch innere Aufnahme vollzogene) Fluoridierung wird wegen der Möglichkeit einer Überdosierung kontrovers diskutiert. Tablettenfluoridierung galt lange als sinnvolle Prophylaxe, sie sollte jedoch nur nach ärztlicher Anamnese und nur bei hohem Kariesrisiko angewendet werden. Altersabhängig werden hier zwischen 0,25 mg und 1 mg pro Tag angesetzt. Die Tabletten sollen im Mund zergehen, damit der Wirkstoff nicht eingenommen wird, sondern örtlich wirkt. Allerdings haben sich für die lokale Fluoridierung in erster Linie Zahncremes bewährt, mit denen man einen genauen Überblick über die verabreichte Fluoriddosis bekommt.

4

Wichtige Fakten zu Fluorid
- Eine dauerhafte Überdosierung führt durch Störung der Schmelzreifung zu Veränderungen der Zahnhartsubstanz (Fluorose). Ihr deutlichstes Merkmal liegt in weißen oder braunen Flecken auf dem Zahnschmelz.
- Bei innerlicher Überdosierung, die vor allem bei Kindern nicht abwegig ist, kommt es zu Übelkeit, Erbrechen und Bauchschmerzen. Vergiftungsanzeichen wie starker Speichel- und Tränenfluss, Kopfweh und kaltschweißige Hände können hinzutreten, in seltenen Fällen auch Tachykardie, Herzarrhythmie, Hypotonus und Atemdepression. Sofortmaßnahmen: Milch- und Kalziumgaben, Kreislaufstabilisierung, Notruf. Unter medizinischer Aufsicht wird man dann auf die Entleerung des Magens hinwirken.
- Die normale Anwendung fluoridhaltiger Mittel führt nicht zu einer Intoxikation, allerdings kann es zu einer chronischen Intoxikation kommen. Deshalb sollte die tägliche Dosis genau berechnet werden.
- Die bakteriostatische Wirkung von Fluorid wird durch hohen Zuckerkonsum relativiert. Zinnfluoride sind in diesem Bereich im Vorteil.
- Die Fluoridwirkung ist dann am besten, wenn an der Schmelzoberfläche ein Fluoriddepot aufgebaut wird (Kalzium-Fluorid-Deckschicht). Bei Monofluorphosphat fehlt diese Schicht, bei Natriummonofluorphosphat ist sie ganz dünn, bei Natriumfluorid ist sie ausgeprägter und bei Aminfluorid ist sie besonders gut ausgebildet. Aminfluorid sorgt durch seinen niedrigen pH-Wert außerdem für einen früher einsetzenden Remineralisierungsprozess.
- Darüber hinaus sind Kombinationen aus Zinn- und Aminfluorid den beiden Komponenten überlegen.
- Kinderzahncremes mit Geschmack wirken besser als solche ohne Geschmack, weil sie länger im Mund verbleiben.

Die Kalzium-Fluorid-Deckschicht kann weitaus besser aufgebaut werden, wenn man mit Gelen oder Lacken arbeitet. Besonders haben sich dabei Gele wie z. B. Elmex Gelée bewährt, die aufgrund ihrer hohen Viskosität höhere Fluoridkonzentrationen in der Mundhöhle bewirken. Die in Deutschland vertriebenen Gele weisen einen Fluoridgehalt von bis zu 12.500 ppm auf. Ihr pH-Wert wird eher niedrig eingestellt: Weil sie leicht sauer sind, liegt ein Teil des Fluorids darin als ungeladene Moleküle vor. Diese können schneller in den Zahnschmelz diffundieren. Die Anwendung solcher „schweren Geschütze" sollte bei Kindern unter sechs Jahren unterbleiben und bis zum fünfzehnten Lebensjahr nur unter ärztlicher Aufsicht erfolgen.

Fluoridlacke haben den Vorteil einer deutlich längeren Einwirkzeit auf den Zahn, da sie dort über mehrere Stunden haften bleiben. Die von ihnen gebildete Deckschicht ist sehr fest und stellt einen wirksamen Schutz gegen Karies dar. Die Anwendung erfolgt am besten vor dem Schlafengehen, damit der Wirkstoff genügend Zeit hat. Wendet man Fluoridlack tagsüber an, sollte in den folgenden zwei Stunden weder gegessen noch getrunken werden. Natürlich soll auch nicht ausgespült werden, damit der Wirkstoff möglichst lange im Mund verbleiben kann. Es gibt auch Applikationsschienen. Von der in Indien ansässigen Firma P & D Prevest Denpro gibt es einen Fluoridlack auf der Basis von Copalharz, der deshalb den passenden Namen Copal-F bekommen hat. Dieses Zahnpflegeprodukt wird in unseren Regionen von diversen Händlern vertrieben, unter anderem findet er sich bei Amazon. Der indische Hersteller vertreibt ihn auch direkt, portofrei und zu einem weitaus günstigeren Preis (ca. 4,90 US$ für 15 ml). Ganz offensichtlich ist dieses Zahnpflegeprodukt auf den indischen Markt zugeschnitten: Eine populäre Natursubstanz, die beispielsweise schon vor Unzeiten von den Maori zur Zahnpflege gekaut wurde, in alkoholischer Lösung mit etwas Fluorid, das war's. Dieses Mittel ist kostengünstig und wirksam und ich kann mir gut vorstellen, dass damit in Indien ganze Schülergenerationen versorgt werden, weil die Behandlung durch den Zahnarzt für weite Teile der Bevölkerung zu teuer ist.

Wenn wir über den romantischen Einsatz archaischer Zahnpflegeprodukte wie des Siwak-Holzes nachdenken, sollte man sich auch einmal den hoch entwickelten Zahnpflegeprodukten dieser Länder zuwenden. Der Copal-Lack wird vom Zahnarzt auf offene Kavernen und freiliegendes Dentin aufgetragen, um diese Stellen zu schützen und weniger schmerzempfindlich zu machen. Es ist allerdings bekannt, dass beginnende Kariesläsionen im frühen Stadium durch Fluoridierung weitgehend repariert werden können. Aus diesem Grund kann der Fluoridlack auch zur Eigenanwendung empfohlen werden, allerdings nur in sehr eng abgesteckten Anwendungsfällen: Erstens kann er gezielt bei sehr kleinen, beginnenden Kariesläsionen, auch unter kleinen verlorenen Füllungsteilen, verwendet werden, zweitens zur regelmäßigen, aber nicht häufigen Kariesprophylaxe der Zahnfissuren und zum Schutz empfindlicher Zahnhälse und drittens als Überbrückungsversorgung, wenn es bis zum nächsten Zahnarzttermin noch mehrere Wochen dauert. Noch ein weiterer Hinweis aus dieser Produktriege: In Somalia kaut man den Weihrauch der Sorte Maidi. Wie die meisten anderen Baumharze auch wirkt er antibakteriell und sorgt für frischen Atem.

> **Wichtig**
> Copal-F und andere Fluoridlacke sind nicht für die Selbstbehandlung von Karies gedacht! Scheinbar kleine Läsionen können unter der Zahnschmelzoberfläche sehr viel größer sein. Fluoridlack ersetzt in keinem Fall die zahnärztliche Untersuchung.

Ein vergleichsweise neuartiger Zusatzstoff ist Hydroxylapatit, der zu einer Anlagerung von zahnschmelzidentischem Material direkt am Zahn führen soll. Um es vorwegzunehmen: Diese Wirkungsweise ist klinisch noch nicht gesichert. Offenbar funktioniert das aber nachprüfbar im Bereich der Zahnhälse, wo sich damit Poren schließen lassen, die für eine Überempfindlichkeit verantwortlich sind. Die Anwendung von Hydroxylapatit führt in den Grenzbereich zur Nanotechnik, die aufgrund ihrer noch nicht geklärten Folgen für den Organismus zumindest zu diskutieren ist. Bei richtiger Anwendung dürften die Vorteile die möglichen Nachteile jedoch überwiegen.

Durch die Anwendung dieser Substanz (in Form von Spülungen oder Cremes) stellt sich ein sehr angenehmes, glattes Oberflächengefühl auf den Zähnen ein. Ob dies durch den beworbenen Anlagerungseffekt oder die Wirkung weiterer in den Produkten enthaltener Substanzen erfolgt, sei dahingestellt. Es kam außerdem zu öffentlichen Diskussionen, weil ein Hersteller Hydroxylapatit als Alternative zu Fluoriden vorgestellt hatte, die seiner Aussage nach umstritten sind. Fluorid ist aber in einer Zahncreme, die sich auf der Höhe der Wissenschaft befindet, ein wesentlicher Baustein der Kariesprophylaxe mit gesicherter Wirkung, wogegen die Wirkung von Hydroxylapatit unter realistischen

4

Anwendungsbedingungen nicht signifikant ist. Wenn also überhaupt etwas weggelassen werden sollte, dann eher die fragliche Neuerung. Es gibt auch hydroxylapatithaltige Produkte mit Fluoriden. Eine Reaktion der beiden Substanzen schon in der Tube soll dadurch verhindert werden, dass die Fluoride erst in der Mundhöhle aktiviert werden.

Da Fluoride den Zahnschmelz nachweislich mineralisieren, und zwar durch Umwandlung des Hydroxylapatits zu Fluorapatit, stellt sich allerdings die Frage, welchen Vorteil das Einbringen des Ausgangsstoffs haben soll.

Zahnpflegeprodukte mit mineralisierender Wirkung gibt es auch unter dem Markennamen Sensodyne der Herstellers Glaxo Smith Kline. Diese zunächst an empfindliche Zähne adressierte Zahncreme hat sich mittlerweile zu einer ganzen Linie einschlägiger Produkte aufgefächert: Es gibt Sensodyne Multicare Original und Sanftweiß, Sensodyne Pro Schmelz und Pro Schmelz Repair, Sensodyne Complete Protection und Sensodyne Repair & Protect. Diese Produkte sind unterschiedlich zusammengesetzt, die Wahl des richtigen hängt sehr von der Situation und den Behandlungszielen des Patienten ab. Normalerweise wird man mit einer reminalisierenden und dabei sanften Sensodyne das Auslangen finden, wenn man empfindliche Zähne hat.

- ■ Näher betrachtet: Apacare-Zahnpflegeprodukte mit Hydroxylapatit

Die Firma Cumdente GmbH in Tübingen ist mit einer Serie von Hydroxylapatit-Zahnpflegeprodukten engagiert, die unter dem Markennamen Apacare vermarktet werden. Davon gibt es beispielsweise eine Zahncreme, eine Intensiv-Raparatur und eine Zahnpolierpaste. Sie alle enthalten Hydroxylapatit, über dessen Eigenschaften und Wirkungsweise oben berichtet wurde. Anwender berichten im Internet von einem besonders glatten, angenehmen Oberflächengefühl nach der Anwendung. Laut Herstellerangaben überziehen diese Pflegemittel den Zahn mit einer Schutzschicht, durch die der Zahn hochglänzend aufgehellt sowie bakterien- und belagsabweisend imprägniert wird. Das Poliermittel soll bei der Entfernung von Zahnverfärbungen durch Lebens- und Genussmittel wie z. B. Kaffee, Tee, Rotwein oder Tabak dienen und gleichzeitig sensiblen Zähnen vorbeugen. Die Zahncreme ist aufgrund einer Fluorbeifügung remineralisierend, wobei auch hier das Hydroxylapatit eine Schutzschicht aufbauen soll. Sie schützt nach Angaben des Herstellers vor Belägen, Karies und Parodontitis und verleiht den Zähnen natürliches Weiß und strahlenden Glanz.

Die Bildung eines schützenden Überzugs würde jedenfalls erklären, warum sich die Zähne nach der Verwendung dieser Mittel sehr glatt und neu anfühlen. Der Überzug nivelliert wahrscheinlich Unebenheiten und matte Flächen. Schon dies allein wäre ein Vorteil für die Zähne, weil sich dadurch für schädigende Bakterien weniger Anhaftgelegenheiten bieten. Nach meiner eigenen Erfahrung lässt das erzielte Glättegefühl recht schnell nach. Selbst wenn der beschriebene Effekt des Hydroxylapatits nicht ganz so deutlich ausfallen sollte wie erhofft, also eine regelrechte Reparatur geschädigter Stellen womöglich ausbleibt, ist schon diese Glätte und Blankheit für viele Anwender ein guter Grund, zu Apacare zu greifen. Mit den Zahnpflegemitteln dieser Marke erzielt man einen sofort spürbaren Effekt, der sich unstrittig auch positiv auf die Zahngesundheit auswirkt. Da die Zahncreme mit 1450 ppm recht ordentlich fluoridiert ist, erhält man mit ihr so oder so ein definitiv zuverlässiges Zahnpflegeprodukt. Was die anderen betrifft, ist ja die Aussicht auf eine Oberflächenversiegelung der Zähne sehr willkommen und deshalb der Griff zu diesen Pflegemitteln allemal einen Versuch wert.

Gelegentlich wird auch ACP zum Kariesschutz empfohlen. Diese amorphen Kalziumphosphate bilden ebenfalls den Grundstoff des Zahnschmelzes nach, bleiben aber in Gegenwart von CPP, einer Gruppe von Peptiden, löslich und biologisch verfügbar. Dieser sogenannte CPP-ACP-Komplex wird in verschiedenen Darreichungsformen angeboten und gibt an den Zahnschmelz Kalzium- und Phosphationen ab, die dann dort eingebaut werden. Hierdurch steigen die Kalzium- und Phosphatkonzentrationen in der Plaque, aber auch unter der Oberfläche beginnender Läsion deutlich an. In Kombination mit Fluorid wirkt CPP-ACP allerdings weitaus besser als für sich allein. Auch Novamin, ein amorphes Natrium-Kalzium-Phosphosilikat, lagert sich partikelweise ab und kann beispielsweise Dentintubuli verschließen. Hierdurch werden empfindliche Zahnhälse unempfindlicher. Auch diese Substanz kann allerdings die örtliche Fluoridierung nicht ersetzen, zumal die remineralisierende Wirkung der hier vorgestellten Substanzen noch unklar ist.

Zahnschmelzreparatur
- **Pro:** Zahnschmelzreparatur mit exogenem Eigenmaterial ist in der Zahnpflege das wichtigste Zukunftsthema
- **Contra:** Wirkungsweise nicht gesichert, hochkomplexer Hintergrund, Ersetzung von Fluoriden wird vorläufig als nachteilig angesehen
- **Alternative:** Fluoride

4.5 Die Zahncreme

Sie war lange Zeit neben dem Mundwasser das wichtigste Zahnpflegeprodukt überhaupt und führte trotzdem jahrzehntelang ein eher bescheidenes Dasein in den Regalen der Drogerien. Dabei setzten schon frühe industrielle Hersteller die besondere Wirkung ihres Produkts in den Fokus der Werbung. Bis heute hat sich daran nichts geändert: Zahncremewerbung verspricht immer die besondere, zuweilen einzigartige Wirkung des Produkts. Heute werden diese Versprechen zumeist wissenschaftlich unterfüttert.

Sinnvoll können alle möglichen Zutaten einer Zahncreme sein, sei es Natron oder Pfefferminzöl. Aber wirklich *entscheidend* ist an einer Zahncreme nur, wie abrasiv der in ihr enthaltene Putzkörper ist und welches Fluorid sie in welcher Wirkstoffkonzentration enthält. Alles andere – Streifen, Farben, Öle, Geschmack und Konsistenz – ist reine Geschmackssache, manches ist hilfreich, manches ist einfach nur nicht schädlich, beispielsweise Meersalz. Manche Hersteller setzen dabei auf die Wucht eines möglichst frischen Aromas, andere bescheiden sich mit einer milden Rezeptur, die eine schonende Zahnpflege symbolisieren kann.

Der derzeit letzte Schrei auf diesem Gebiet sind Zahncremes mit Diamantpulver. Dabei handelt es sich um das härteste Material der Welt, allerdings in einer sehr geringen Korngröße, weswegen diese Zahncremes weniger abrasiv und trotzdem sehr gründlich sein sollen. Der Zuspruch hält sich jedenfalls – zumindest bei den Amazon-Bewertungen – in Grenzen. Eine billige Diamantzahncreme kostet 15 € pro Tube, RDA 30, Diamantmenge unklar. Das ganz ähnlich aussehende Luxusprodukt kostet 60 € (für 75 ml) und enthält angeblich ein Karat (0,2 g) Diamantpulver, der RDA-Wert wird mit 20 angegeben. Diese Zahncremes sollen deswegen sehr schonend sein, weil die Diamantpartikel sehr viel kleiner sind als die Körnchen gewöhnlicher Putzkörper. Deren Größe scheint aber nicht negativ ins Gewicht zu fallen, wenn man sich vergegenwärtigt, wie viel weicher die dort eingesetzten Materialien

4

sind. Und so erscheint die Diamantzahncreme eben als eine Art Werbegag, bei der mit den mystisch-positiven Eigenschaften der Diamanten geworben wird, um doch nur den Snob im Kunden anzusprechen. Denn falls diese Diamantkörnchen aufgrund ihrer geringen Größe überhaupt nicht putzen, dann handelt es sich letztlich effektiv um putzkörperfreie Produkte. Und die kann man anderswo für einen Bruchteil der Kosten bekommen. Mehr noch: Für 60 € kann man sich leicht ein ganzes Zahnpflegesortiment für ein Jahr zusammenstellen. Vom Kauf von Diamantzahncremes ist daher rundweg abzuraten.

Licht und Schatten, Glanz und Düsternis liegen oft ganz dicht beieinander. Diamant ist nichts weiter als komprimierter Kohlenstoff, chemisch also identisch mit Kohle. Und siehe da, auch sie wird bereits als natürliches Reinigungs- und Aufhellungsmittel für die Zähne angepriesen, nun als Aktivkohle. Der Name legt ja schon nahe, dass sie irgend etwas bewirkt, und das kann dann auch leicht begründet werden: Durch ihre Fähigkeit, Giftstoffe zu binden, erscheint dann auch das Versprechen plausibel, dass sie die Zähne reinigt. Allerdings verlieren die Kohlepartikel schon in der Tube ihre Bindungsfähigkeit, da sie sich dort beispielsweise mit den Fluoriden verbinden, die dadurch ebenfalls wirkungslos werden. Trotzdem sorgt Aktivkohle tatsächlich für sichtbar hellere Zähne, allerdings fast nur auf mechanische Weise, denn die Kohlenkörner sind sehr abrasiv und tragen dadurch bei dauerhafter Anwendung Mikrometer um Mikrometer vom Zahnschmelz ab. Wer Kohle für die Zahnpflege empfiehlt oder sogar selbst verwendet, macht den Bock zum Gärtner und erweise den Zähnen keinen guten Dienst.

- **Näher betrachtet: Zahncreme Pearls & Dents mit einem Perlsystem**

Ideen zur reinigenden Beigabe wurden etwas weiter oben kritisch vorgestellt.

Das bedeutet nicht, dass hinzugefügte schrubbende Partikel generell abzulehnen wären, im Gegenteil. Der Hersteller Dr. Liebe Nachfolger hat hierfür einfach zum Nächstliegenden gegriffen und stattet seine Zahncreme Pearls & Dents mit einem weitverbreiteten Ballaststoff aus, nämlich mikrokristalliner Zellulose. Diese Substanz wird für viele Lebensmittel, Tabletten usw. eingesetzt und ist sozusagen ziemlich banal. Als „Perlenkörper" in einer Zahncreme findet das nachgiebige Material ein neues sinnvolles Einsatzfeld. Es fühlt sich ein bisschen so an, wie wenn zahllose winzige Radiergummis mit in der Zahncreme wären. Zusätzlich ist diese Zahncreme mit einem Doppel-Fluorid-System ausgestattet und bringt auch noch entzündungshemmende Substanzen sowie eine effektive Hemmung der Plaquebildung durch Xylitol mit. Mit einem RDA-Wert von 32 ist diese sehr gründlich reinigende Zahncreme außerordentlich schonend.

Mir persönlich hat aber auch der sehr frische Geschmack dieser Zahncreme sehr zugesagt. Zusammen mit der massierenden und reinigenden Wirkung der Zellulose sorgt dieser für ein Sauberkeitsgefühl im Mund, das man sonst eher hoch abrasiven Zahncremes zuschreiben würde. Pearls & Dents war während der Arbeit an diesem Buch das einzige Zahnpflegeprodukt, das mich zum Überdenken meines eigenen Einkaufsverhaltens angeregt hat.

Das Zähneputzen ist schon seit den frühesten Zeiten der Zivilisation eine Kulturtechnik des Menschen, doch kennt man erst seit relativ kurzer Zeit die Zusammenhänge zwischen sauberen und gesunden Zähnen. Der Grund, seine Zähne zu reinigen, war zunächst kosmetisch: Schöne weiße Zähne waren und sind ein Ideal. In der Frühzeit der menschlichen Entwicklung gab es auch noch nicht die heutigen Probleme rund um die Zahngesundheit; erstens wurden die Menschen lange nicht so alt wie heute, zweitens ernährten sie sich ganz anders. Zahnerkrankungen führte man sehr lange auf den Zahnwurm zurück, der etwa durch Bilsenkraut bekämpft werden konnte – tatsächlich wirkt diese Giftpflanze schmerzstillend.

Doch nicht immer und überall galt es, die Zähne möglichst weiß zu bekommen. Im alten Japan gab es den Brauch des Ohaguro, wobei die Zähne mit einer recht umständlich herzustellenden Eisengalluslösung schwarz gefärbt wurden. Das war kulturell induziert, es war ein Attribut der erwachsenen, verheirateten Frau, symbolisierte eheliche Treue und hielt sich bis zum Anbruch des 20. Jahrhunderts. Die lackartige Beschichtung bot sogar einen gewissen Kariesschutz. Und sie kann sehr attraktiv sein: Wie hinreißend schwarze Zähne an einer schönen Frau aussehen, kann man im zweiten Teil der Filmserie „Fluch der Karibik" an Tia Dalma (Calypso, gespielt von Naomie Harris) bewundern.

Auch heute noch ist der reinigende, aufhellende Effekt des Zähneputzens ein wesentliches Werbeargument. Das künstliche Weiß des Hollywoodlächelns, wie es uns aus Filmen und Zeitschriften entgegenstrahlt, wird man damit indessen nicht hinbekommen, es sei denn, man gehört zu den eher wenigen Zeitgenossen, die natürlich weiße Zähne haben. In Amerika vertreiben Zahnärzte spezielle Kunststoffschienen, die vor die Frontzähne geklippt werden und dort den Eindruck makellos weißer Zähne vermitteln. Wenn man die abends ins Wasserglas legt, kommt die Wahrheit zum Vorschein.

Es ist leicht vorstellbar, dass die ältesten Reinigungsmittel für die Zähne in scheuernden Pulvern bestanden haben. Knochenasche, Bims- und Ziegelmehl, Eierschalen, Muschelpartikel, aber auch gemahlenes Salz wurde zum Abreiben der Zähne benutzt. Frühe aromagebende Beimischungen wie etwa Myrrhe hatten gleich auch einen antibakteriellen Effekt, dessen Hintergrund man jedoch noch nicht kennen

konnte. Noch im 19. Jahrhundert verwendete man Marmorpulver, Magnesiumcarbonat oder auch Holzkohlenpulver als Zutaten zum Zähneputzen. Die in Fabriken oder von Apothekern zusammengestellten Zahnpulver wurden mit einem nassen Finger oder auf andere Weise auf den Zähnen verteilt und dort verrieben. Heute ist Kreide (Calciumcarbonat) ein wichtiger Putzkörper in Zahncremes, außerdem setzt man auf amorphes Siliciumdioxid (Kieselgel) und auf Natriumbicarbonat. Inzwischen wird auch Diamantpulver einer sehr geringen Korngröße als Putzkörper ein Zahncremes eingesetzt: Obwohl der RDA-Wert, der die Abrasionsleistung der Zahncreme angibt, niedrig ist, schreibt man diesen Produkten eine gründlichere Reinigung der Zähne zu. Pulverisierte Schlämmkreide erfreut sich derzeit als Alternative zur Zahncreme wachsender Beliebtheit, auch davon ist jedoch wegen der stark abrasiven Wirkung abzuraten.

Die Entwicklung der Zahncreme begann ungefähr 1824, als man begann, dem Zahnpulver auch etwas Seife zuzusetzen. Da die Mischung leicht verklumpte, bot man „Zahnseife" eher als Stück an, von dem man mit der nassen Zahnbürste etwas herunterreiben konnte, wie man es auch von der Rasierseife kennt. Mit dem so hergestellten Schaum konnte man die Zähne putzen. Flüssige Zahnseife wurde ebenfalls verkauft. Aromastoffe waren nun zur Geschmacksverbesserung notwendig. Neben ätherischen Ölen verwendete man hierfür auch Zucker oder Honig. Weitere Zutaten wirkten schmerzstillend (Kokain) oder auch schon bakterizid (Nelkenöl). Eine bis ins Dunkelrot reichende Färbung mit Karmin sorgte für kräftig rotes Zahnfleisch und rosige Lippen, was dem damaligen Schönheitsideal entgegenkam.

Entscheidend für den Durchbruch der Zahncreme war aber ihre Konsistenz und Verpackungsform. 1850 mischte ein 23jähriger Amerikaner Glycerin hinzu. Diese Paste wurde zunächst in Tiegeln und

4

Stannioltüten verkauft. Im ausgehenden 19. Jahrhundert schaute man sich von den Malern die Verwendung kleiner Tuben ab. Carl Sarg verkaufte ab 1887 von Wien aus die erste Zahncreme in verschließbaren Tuben, Marke Kalodont. Diese erste „richtige" Zahncreme hielt sich viele Jahrzehnte und steht in manchen Ländern noch heute synonym für Zahncreme. Ab 1908 war die erste desinfizierende Zahncreme auf dem Markt, die Kolynos, die man heute noch in Südamerika und in Ungarn kaufen kann. Bereits um 1900 versuchte man sich an einer Kariesprophylaxe durch die Zugabe von Fluorid. Ein frühes deutsches Fluoridprodukte war die Zahncreme Tanagra, aber erst nach dem Zweiten Weltkrieg setzt sich fluoridhaltige Zahncreme in Europa durch. Die erste Zahncreme mit Aminfluorid war die Biox Fluos der Firma Knoll. Zinnfluorid kam erstmals um 1955 in der Zahncreme Crest zum Einsatz.

Der relativ profane Körperpflegeartikel Zahncreme wurde in den letzten Jahrzehnten durch die Werbewirtschaft mit dem Image eines hoch entwickelten medizinischen Zahnpflegeprodukts versehen. Im Grunde war sie das schon vorher, allerdings gab es immer auch unprätentiöse Tuben, um deren Inhalt man nicht viel Aufhebens machte. Auch heute greifen viele Kunden zu den preiswerten, einfachen Zahncremes – längst wird das Sortiment aber von immer neu beworbenen, vermeintlich besseren, frischeren, schützenderen und medizinischeren Produkten dominiert. Mit dieser Evolution geht eine starke Differenzierung einher: Es gibt Zahncremes für empfindliche Zähne, solche mit Bleichwirkung, mit verstärktem Kariesschutz, gegen Parodontitis, gegen Säuren oder für frischen Atem. Manche werden wegen ihrer natürlichen Zutaten beworben, andere aufgrund ihrer chemischen. Die eine poliert stärker (teilweise unter starker Abrasion des Zahnschmelzes), die andere ist besonders sanft. Echte Universalprodukte gehen in dieser ausdifferenzierten Vielfalt

leicht unter, dabei sind sie und nicht die Spezialtuben die wirklich wertvollen unter den Zahncremes.

Gut zu wissen

Nicht alle Zutaten sind sinnvoll. Falls gleichzeitig auch Chlorhexidin angewendet wird, so ist darauf zu achten, dass die Zahncreme nicht den Schaumbildner Natriumlaurylsulfat („Sodium Lauryl Sulfate") enthält. Beide Stoffe treten miteinander in Wechselwirkung, wodurch sich die Wirkung von Chlorhexidin abschwächt. Außerdem kann SLS-Zahncreme das Zahnfleisch reizen. Sinnvollerweise sollten solche Zahncremes überhaupt nicht verwendet werden.

Für die Wahl der richtigen Zahncreme sind der RDA-Wert und der Fluoridgehalt ausschlaggebend.

Der RDA-Wert geht auf ein standardisiertes Verfahren zurück, für das extrahierte Zähne radioaktiv bestrahlt und danach mit der zu testenden Substanz abgerieben werden. Aus der Veränderung der radioaktiven Strahlung kann auf die Menge des abgetragenen Materials geschlossen werden. Eine Calciumdiphosphat-Aufschlämmung dient als Vergleichsreferenz.

RDA-Werte werden wie folgt bezeichnet (Quelle: Wikipedia):
- über 100: stark abrasiv
- 70 bis 80: mittel abrasiv
- 30: gering abrasiv

Die auf ► www.froherzahn.de veröffentlichte Einteilung der RDA-Werte scheint etwas präziser zu sein:
- sehr wenig abrasiv: RDA = 0–20
- wenig abrasiv: RDA = 20–40
- mittel abrasiv: RDA = 40–60
- stark abrasiv: RDA = 60–80
- sehr stark abrasiv: RDA > 80

Die Frage ist nun, welche Zahncreme wie abrasiv ist und wie viel Fluorid sie enthält (■ Tab. 4.1).

Nachfolgend noch eine Variante dieser Tabelle, diesmal nach Fluoridgehalt sortiert (■ Tab. 4.2).

Anhand beider Tabellen kann sehr leicht eine auf die Situation des Patienten abgestimmte Zahncreme ermittelt werden: Benötigt er einen stärkeren Kariesschutz durch höher dosiertes Fluorid, sucht er eine milde Zahncreme, die den Zahnschmelz nicht so sehr angreift, oder geht es ihm darum, seine Zähne sichtbar heller zu putzen? In diesem Fall sollte man ihn immer darauf hinweisen, dass er damit seiner Zahnsubstanz keinen Gefallen tut, ungeachtet der Tatsache, dass eine effektive Aufhellung der Zähne eigentlich nur mit einer stark abrasiven Zahncreme möglich ist. Wenn dies als abrasives Zwischenspiel verstanden wird und keinen Dauerzustand darstellt, hält sich die Abrasion des Zahnschmelzes ohnehin in Grenzen. Eine natürliche Alternative wird in dem Kasten etwas weiter unten vorgestellt.

Übrigens wird zum Bleichen der Zähne auch auf eine Bestrahlung mit UV-Licht gesetzt. Dieses Verfahren – ob vom (amerikanischen) Zahnarzt oder zuhause angewendet – hält praktisch nicht, was man sich davon verspricht. Dafür kommt es zu teilweise starken Rötungen und Reizungen des Zahnfleischs und der Schleimhäute im Mund, da das energiereiche UV-Licht eine Art Sonnenbrand auslösen kann. Von Geräten und Verfahren, die mit UV-Licht arbeiten, ist daher in jedem Fall abzuraten. Eine Ausnahme stellt das blaue Licht dar, mit dem Kompositfüllungen in der Zahnarztpraxis gehärtet werden.

Wer seine Zähne wirklich heller haben möchte, sollte zum Zahnarzt gehen. Er hat die dafür nötigen Geräte und er bzw. seine Assistentin kann sie auch richtig bedienen. Zahnaufhellungen sind in der Regel nur mit Abrasion, also dem mechanischen Abschleifen einer dünnen Oberflächenschicht, zu haben. Wenn man diese Behandlung nur selten und vor allem professionell durchführen lässt, wird dabei nur wenig Zahnschmelz abgetragen. Durch die Polierwerkzeuge des Zahnarztes wird außerdem die Zahnoberfläche sehr glatt, was den Zahn auch etwas widerstandsfähiger gegen Bakterienbesiedlung macht.

Allerdings gibt es zum Aufhellen der Zähne auch ein wirklich probates Hausmittel, nämlich Kurkuma. Dieses kann als Pulver angeboten werden und lässt sich zusammen mit etwas Kokosöl (oder auch pur) leicht auf die Zähne bürsten. Die Mischung mit Kokosöl kann man sogar fertig kaufen, wenn man einen indischen Lebensmittelladen in der Nähe hat. Nach einigen Minuten Einwirkzeit wird mit einer herkömmlichen Zahncreme nachgeputzt und anschließend ausgespült. Obwohl Kurkuma sehr stark färbt (auch die Zahnbürste), hellt es die Zähne schon nach wenigen Anwendungen spürbar auf. Wer frische Kurkumarhizome bekommen kann, braucht für den gleichen Effekt nur ein kleines Stück davon zu kauen. Kurkuma wirkt antibakteriell, auch das für die Anwendung empfohlene Kokosöl hat eine signifikant desinfizierende Wirkung.

Abgesehen von diesen Wirkweisen und Eigenschaften ist die Wahl der Zahncreme weitgehend Geschmackssache, und zwar im wörtlichen Sinne, denn es ist der Geschmack, der darüber entscheidet, ob man eine Zahncreme gerne verwendet oder nicht. In diesem Bereich haben die Hersteller einen großen Gestaltungsspielraum, dessen Ausschöpfung dazu geführt hat, dass heute unzählige geschmacklich sehr unterschiedliche Produkte auf dem Markt sind. Gleichwohl können Geschmackskriterien kaum Thema einer Beratung durch den Apotheker sein – hier

□ Tab. 4.1 Zahncremes mit den ermittelten RDA-Werten. (Quelle: ▶ www.froherzahn.de und Hersteller-angaben)

Zahncreme	RDA = Abrasionswert	Fluorid
Gum Paroex ZP	14,9	0
Ajona rot	30	0
Elmex sensitive	30	1400 ppm AmF
Oral B Sensitive	30	0
Salviagalen F	31	1000 ppm NamF
Pearls & Dents	32	800 ppm AmF + 650 ppm NaF
Parodontax F	40	1400 ppm NaF
Sensodyne Pro Schmelz	40	1450 ppm NaF
Sensodyne F	44	1400 ppm NaF
Pearls&Dents	45	800 ppm AmF + 400 ppm NaF
Sensodyne Classic	50	0
Aminomed	50	800 ppm AmF + 400 ppm NaF
Tebodont-F	50	1250 ppm NaF
Sensodyne Dentalweiß	60	1400 ppm NaF
Sensodyne Multicare	60	1400 ppm NaF
Aronal	60	1000 ppm NamF
Elmex Milchzahn	60	500 ppm AmF
Elmex Junior	60	1400 ppm AmF
Colgate Periogard	60	1000 ppm
Signal	60	1450 ppm NamF
Odol-med 3 40plus	60	1350 ppm NaF
Dentagard	65	1450 ppm
Beverly Hills Formula	68	760 ppm NamF
Bio Repair	69	0
Gum Sensitive	73	950 ppm NaF
Meridol	75	1400 ppm AmF + ZinnF
Candida White	75	1300 ppm SoF
Elmex	77	1250 ppm AmF
Elmex mentholfrei	77	1250 ppm AmF
Tebodont-F	50	1250 ppm NaF
Colgate total	78	1450 ppm NaF
Oral B Zendium	80	1100 ppm NaF
Oral B Stages	80	500 ppm NaF
Colgate sensitive	80	1500 ppm NamF
Odol-med 3 Extreme clean	80	1450 ppm NaF

◻ Tab. 4.1 (Fortsetzung)

Zahncreme	RDA = Abrasionswert	Fluorid
Signal Sport Gel	90	1450 ppm NaF
Blend A Med Complete	100	1450 ppm NaF
Blend A Med Citrus Breeze	100	1450 ppm NaF
Blend A Med Extreme Green	100	1450 ppm NaF
Colgate	110	1100 ppm
Colgate herbal white	120	1400 ppm
Colgate sensation white	120	1450 ppm NamF
Signal Kräuter	140	1450 ppm NaF + NamF
Signal white system	180	1450 ppm NamF

geht es eher um spezifische Anwendungsgebiete, Wirkstoffe und die zu erwartenden Effekte der Anwendung. Es ist dafür hilfreich, sich mit den Eigenschaften einiger Produkte vertraut zu machen. Unsere Aufstellung kann dafür nur eine erste Anregung sein. Sämtliche alternative Zahnreinigungsmittel wie Schlämmkreide, Aktivkohle und dergleichen halten keiner gründlicheren Untersuchung stand, meistens sind sie viel zu abrasiv oder (beispielsweise das Siwakholz) zu wenig gründlich. Das beste Reinigungsmittel für Zähne ist Zahncreme, und es gibt davon so viele verschiedene Sorten, dass sich für jeden mit Leichtigkeit das richtige Produkt finden lässt.

Wie auch bei anderen Produkten, wird der Apotheker sich vom Standardangebot der Drogerieketten und Supermärkte abzuheben trachten und seinen Kunden ausgereifte, medizinisch anspruchsvolle Erzeugnisse vorschlagen. Die Beratungsleistung in Drogerien und Supermärkten ist gering. Wer wissen möchte, wie gut oder schlecht ein bestimmtes Produkt ist, sollte sich Anwenderberichte aus dem Internet holen. Denn natürlich können auch besonders traditionelle Produkte oder solche, bei deren Zusammensetzung bewusst auf ein Übermaß an Chemie verzichtet wird, gut und hilfreich sein. Beispielsweise

ist Fluorid zwar ein anerkannt sinnvoller Wirkstoff, wenn es darum geht, die Zähne vor Karies zu schützen. Das bedeutet aber nicht, dass Fluorid für jeden Anwender und für jede Anwendungssituation das Mittel der Wahl ist. Deshalb sind fluoridfreie Zahnpflegeprodukte im Rahmen eines gut abgestimmten Pflegeplans durchaus berechtigt und sollten bei der Wahl der geeigneten Zahncreme mitberücksichtigt werden.

Oft steht dabei der erwartete kosmetische Effekt sogar im Vordergrund, vor allem beim Griff nach aufhellenden, „weißenden" Zahncremes. Eine Beratung über diese Produkte setzt zwingend bei der Farbe der Zähne an. Haben sie einen gelben Grundton, so wird man sie mit keinem Produkt richtig weiß bekommen. Völlig weiße Zähne sehen auch nicht in jedem Fall wirklich natürlich aus. Was uns aus Illustrierten und von der Kinoleinwand entgegenlächelt, ist weitgehend nachbehandelt. Zahnärzte in Las Vegas und Hollywood bieten, wir erwähnten es bereits, ganze Frontschienen aus Zahnattrappen an, die einfach über die Schneidezähne geklippt werden und so den Eindruck perfekter Zähne erzeugen sollen. Die Wahrheit ist nur dahinter versteckt, und der Zahnhygiene tun diese Schienen auch nicht gut. Diejenigen, die sich auch um die Farbe

4

◘ Tab. 4.2 Zahncremes mit den ermittelten RDA-Werten, nach Fluoridgehalt sortiert. (Quelle: ▶ www. froherzahn.de und Herstellerangaben)

Zahncreme	RDA = Abrasionswert	Fluorid
Gum Paroex ZP	14,9	0
Ajona rot	30	0
Oral B Sensitive	30	0
Sensodyne Classic	50	0
Bio Repair	69	0
Elmex Milchzahn	60	500 ppm AmF
Oral B Stages	80	500 ppm NaF
Beverly Hills Formula	68	760 ppm NamF
Gum Sensitive	73	950 ppm NaF
Salviagalen F	31	1000 ppm NamF
Aronal	60	1000 ppm NamF
Colgate Periogard	60	1000 ppm
Oral B Zendium	80	1100 ppm NaF
Colgate	110	1100 ppm
Pearls&Dents	45	800 ppm AmF + 400 ppm NaF
Aminomed	50	800 ppm AmF + 400 ppm NaF
Elmex	77	1250 ppm AmF
Elmex mentholfrei	77	1250 ppm AmF
Candida White	75	1300 ppm SoF
Odol-med 3 40plus	60	1350 ppm NaF
Pearls & Dents	32	800 ppm AmF + 650 ppm NaF
Elmex sensitive	30	1400 ppm AmF
Parodontax F	40	1400 ppm NaF
Sensodyne F	44	1400 ppm NaF
Sensodyne Dentalweiß	60	1400 ppm NaF
Sensodyne Multicare	60	1400 ppm NaF
Elmex Junior	60	1400 ppm AmF
Meridol	75	1400 ppm AmF + ZinnF
Colgate herbal white	120	1400 ppm
Odol-med 3 Extreme clean	80	1450 ppm NaF
Sensodyne Pro Schmelz	40	1450 ppm NaF
Signal	60	1450 ppm NamF
Dentagard	65	1450 ppm
Colgate total	78	1450 ppm NaF
Signal Sport Gel	90	1450 ppm NaF

◘ Tab. 4.2 (Fortsetzung)

Zahncreme	RDA = Abrasionswert	Fluorid
Blend A Med Complete	100	1450 ppm NaF
Blend A Med Citrus Breeze	100	1450 ppm NaF
Blend A Med Extreme Green	100	1450 ppm NaF
Colgate sensation white	120	1450 ppm NamF
Signal Kräuter	140	1450 ppm NaF + NamF
Signal white system	180	1450 ppm NamF
Colgate sensitive	80	1500 ppm NamF

ihrer Zähne kümmern wollen, sollten zu hoch gesteckte Ziele überdenken: Der Zahn soll sauber und hell sein, aber Perlweiß ist im richtigen Leben selten. Die aufhellende Wirkung der Spezialzahncremes wird durch einen ungleich größeren Nachteil erkauft, denn diese Produkte sind abrasiv: Ihr Effekt beruht darauf, den Zahnschmelz abzuschleifen. Gesund ist das nicht, auf die Dauer können sich Schäden einstellen. Es ist auch nur wenigen Menschen klar, dass hochweiße Zähne immer etwas künstlich erscheinen, fast wie Prothesen.

Ein anderer Weg kann mit der Wahl einer besonders sanften Zahncreme gewählt werden. Beispielsweise enthalten die Zahncremes der Firma Emmi-Dent überhaupt keinen Putzkörper, weil ihre Wirkung auf der Ultraschalltechnik beruht. Sie sollen daher zusammen mit den Zahnbürsten dieses Herstellers verwendet werden. Wer ganz auf Putzkörper verzichten möchte, findet in dieser Serie passende Produkte.

Auch Ajona Stomaticum, die etwas konservativ anmutende kleine rote Tube aus Omas Kulturbeutel, fällt durch besondere Milde gegenüber den Zähnen auf. Von ihr braucht man auch nur eine sehr kleine Menge zu nehmen, weil es sich dabei um ein Konzentrat handelt. Der Hersteller setzt sich damit absichtlich vom „Schneller-höher-weiter" der führenden Anbieter ab, seine Ajona versteht sich nicht als etwas, das möglichst schnell verbraucht werden soll,

sondern symbolisiert Auskömmlichkeit – vielleicht nicht die schlechteste Tugend gerade in unserer Zeit.

4.6 Mundwasser/ Fertig-Mundspülungen

Mundwasser gehört zu den traditionsreichsten Mitteln für die Mundhygiene, in früheren Zeiten wurden zahlreiche Rezepturen als Apothekenprodukte vertrieben, Anleitungen fanden sich in Rezeptbüchern für Apotheker und Liquoristen. Kein anderes Mittel erzeugt so schnell das Gefühl von Reinheit und Frische im Mund. Traditionell waren Mundwässer meist Zusammenstellungen mehr oder weniger hilfreicher Kräutertinkturen und dadurch Verwandte der Magenbitter. Auch heute noch werden solche Mundwässer der alten Art professionell erzeugt, allerdings eher als Nischenprodukt. Jeder Apotheker ist prinzipiell in der Lage, seine eigene Zusammenstellung zu entwickeln und als Eigenerzeugnis anzubieten.

Wer Mundwässer oder Fertigspülungen anwendet, sollte sich gründlich über Nutzen und Nachteile informieren. Sie vermitteln zwar ein angenehmes Frischegefühl und machen so den Anwender in seiner Selbstwahrnehmung attraktiver, aber dadurch erzeugen sie auch eine trügerische Sicherheit: Viele dieser Mittel haben

4

keinen Effekt auf den Biofilm, in dem sich die schädlichen Bakterien „gekonnt verstecken", wie es die Zahnärztin elegant formulierte, die ich für das Geleitwort zu diesem Buch gewinnen konnte. In den Zahnzwischenräumen und am Zahnfleischsaum können sich noch Beläge befinden, die das gutnachbarschaftliche Beisammensein kooperativer Mikroorganismen wie ein einigendes Band umhüllen. Dagegen kommt nicht jede Spülung an. Andererseits machen viele Mundspülungen Tabula rasa mit der gesamten Mundflora, also auch mit den „Guten" – die Folge kann eine Verschiebung der Bakterienpopulation in unerwünschte Bereiche sein. Auf diese Weise wirkt sich zum Beispiel Chlorhexidin ungünstig auf den Blutdruck aus. Trotzdem sind diese Mittel – mit Bedacht und Vernunft angewendet – sinnvolle Bausteine der Mundhygiene und Zahngesundheit.

Mundwässer und Spüllösungen sind meistens in Form von Fertigprodukten erhältlich, denn kaum ein Mittelstandsunternehmen macht sich noch die Arbeit, eine eigene Mundspülung zu erfinden. Diese Produkte werden in den Entwicklungsabteilungen der einschlägigen Konzerne durchgestaltet: Farbe, Geschmack, Geruch und Viskosität folgen weit mehr den Vorgaben der Marketingabteilung als den medizinischen und mundhygienischen Erfordernissen. Die Erzeugnisse können in mehrere Gruppen unterteilt werden.

Die erste Gruppe umfasst traditionelle und klassische Mundwässer, beispielsweise Odol oder das ebenfalls seit langem gut eingeführte und dann durch Anglisierung in seiner Markenbekanntheit deutlich gedämpfte „Nur 1 Tropfen", das nun „One drop only" heißt. Sie haben sich seit Jahrzehnten bewährt und haben das Zeug zu Klassikern, allerdings reicht ihre Wirkung kaum über den Schutz vor Mundgeruch hinaus. Ob sich das auch in stabilen Absatzzahlen niederschlägt, steht auf einem anderen Blatt, denn längst hat sich

eine zweite Gruppe entwickelt, die in höher entwickelten Mundwässern besteht. Dabei handelt es sich um Produkte wie Listerine und ähnliche, die nicht als Konzentrat, sondern als gebrauchsfertige Mundspülung verkauft werden. Von verschiedenen Herstellern gibt es in diesem Bereich eine Reihe von Spezialprodukten mit teilweise sehr individuellen Eigenschaften. So gibt es Mundspülungen mit Hydroxylapatit, solche mit Fluorid oder auch Teebaumöl und wieder andere mit Chlorhexidin. Natürlich haben die alten Mundwasser-Marken mitgezogen und ihre eigenen Listerine-Klone auf den Markt gebracht, wodurch auch sie selbst den Beweis erbringen, dass ihre alten Mundwässer für die medizinische Zahnpflege im Grunde überholt sind. Sie vertreiben folglich die Nachfolgeprodukte unter Ausnutzung ihrer Markenbekanntheit, belassen die alten aber zwecks Markenbindung im Sortiment.

- **Der Selbstversuch: Mundspülen mit Listerine**

Listerine-Mundspülungen werden seit einiger Zeit als „Life hack" gehandelt, man soll sie unter anderem auch als Deodorant, WC-Reiniger, Gesichtsreiniger und Geruchsstopper für den Mülleimer verwenden und damit Nagelpilz behandeln können. Ursprünglich wurde Listerine als Desinfektionsmittel entwickelt und später in destillierter Form sowohl als Fußbodenreiniger als auch als Heilmittel gegen Gonorrhoe vertrieben. Erst in den zwanziger Jahren, als das Mittel gegen „chronischen Mundgeruch" angepriesen wurde, gelang der Durchbruch. In massiven Werbekampagnen hat das Herstellerunternehmen das Thema Mundgeruch, das seinerzeit nicht als besonders dramatisch empfunden wurde, zum Problem aufgebaut und dadurch seinen Umsatz gewaltig gesteigert.

In erster Linie war und ist Listerine ein Mittel, mit dem man sich frischen Atem verschaffen kann. Daran ändert auch nicht die starke Diversifizierung der Listerine-Produkte mit diversen Versprechen wie „Zahn- und Zahnfleischschutz" oder „Total Care". Denn alle Versionen sind sehr ähnlich zusammengesetzt und unterscheiden sich hauptsächlich durch Farbe und Geschmack. Auch die Varianten, die keinen speziellen Zahnschutz versprechen, enthalten Fluorid, und zwar in der gleichen Menge wie beispielsweise „Total Care" – jeweils 220 ppm. Wenn man zum Mundspülen sechsmal so viel Flüssigkeit verwendet wie zum Zähneputzen Zahncreme, so kommt man auf ungefähr gleich viel Fluorid. Durch die Verwendung der Mundspülung verdoppelt man also gegenüber dem alleinigen Zähneputzen mit einer fluoridhaltigen Zahncreme den Fluorideintrag im Mund. Das sollte man bei regelmäßiger Verwendung dieser Mundspülungen bedenken. Wenn man eine Überdosierung befürchtet, kann man gelegentlich auf eine fluoridfreie Zahncreme ausweichen.

Zu welchem Listerine man tendiert, ist also weitgehend Geschmackssache. Die verschiedenen Mundspülungen schmecken frisch und dabei sehr künstlich, die mit „mildem Geschmack" ausgerüstete Sorte „Cool Mint" habe ich als deutlich milder und leichter erlebt. Bei dieser Produktlinie hat man ungeachtet des recht scharfen Geschmacks immer den Eindruck einer halben Sache. Die Spülungen sorgen zwar für frischeren Atem, können es aber mit Kraftmitteln wie Chlorhexidin nicht aufnehmen. Gegenüber althergebrachten Mundwasserkonzentraten sind sie zwar deutlich im Vorteil, der Einsatz als weitgehend kosmetisches Mundhygienemittel ist jedoch anfechtbar. Nebenbei hat die Stiftung Warentest (Ausgabe 01/2018) Listerine in der Kategorie „Deklaration und Werbeaussagen" nur mit der Note 2,3 bewertet, was darauf hindeutet, dass um die Wirkung dieser Mittel ein bisschen viel Musik gemacht wird.

Trotzdem ist vom Gebrauch dieser Mundspülungen nicht abzuraten. Sie können als Ergänzung zum regelmäßigen Zähneputzen hilfreich sein, auch eignen sie sich sehr gut, wenn man eine Abwechslung zu Chlorhexidin sucht. In ihrer Kernfunktion, nämlich der schnellen und dauerhaften Beseitigung von Mundgeruch, sind sie sehr gut, und zwar ohne den übermäßig medizinischen Geschmack von Chlorhexidin. Listerine ist so etwas wie eine Lifestyle-Mundspülung, die ein gutes, sauberes Mundgefühl bringt und dabei auch etwas für den Schutz der Zähne bringt. Das Optimum erreichen Spülungen dieser Art dabei nicht. Aber manchmal ist ja weniger wirklich mehr.

Den Mundwässern dieser zweiten Gruppe ist gemeinsam, dass ihre Zusammensetzung eher nicht auf traditioneller Überlieferung beruht, sondern auf wissenschaftlicher Forschung und klinischen Studien. Gleichwohl gibt es große Unterschiede in den Wirkprinzipien und der Effizienz dieser Produkte. Beispielsweise gibt es eine Spüllösung mit nur 0,06 % Chlorhexidin, was deutlich weniger als die 0,2 % ist, die für eine gezielte Abtötung kariesverursachender Mikroorganismen erforderlich sind. Wie weit der Schutz reicht, der mit dieser Lösung erzielt werden kann, ist fraglich, möglicherweise können sogar Resistenzen begünstigt werden. Diese Frage stellt sich auch bei Chlorhexidin-Zubereitungen mit einem Wirkstoffgehalt von 0,1 %, die ebenfalls erhältlich sind. Wenn man diese Substanz verwenden möchte, sollte man immer auch auf eine wirksame Konzentration achten, damit sich der gewünschte Effekt überhaupt einstellen kann.

Chlorhexidin wurde in unseren Ländern unter dem Markennamen Chlorhexamed inzwischen ziemlich populär. Diese Marke wird von dem Hersteller Glaxo Smith Kline vertrieben und macht sich in ketchuproter Verpackung in jedem Regal gut bemerkbar.

4

Die Soft-Version ist unter dem Namen „Chlorhexamend tägliche Mundspülung" im Handel, sie ist mit recht schwachen 0,06 % Chlorhexidin munitioniert und enthält außerdem 250 ppm Natriumfluorid. Wirkmächtiger ist die Variante „Forte" mit 0,2 % des Wirkstoffs, außerdem gibt es ein Gel mit 1 % in Tuben zu 9 und 50 g. Bei den Recherchen für dieses Buch erhielt ich zum Testen nur die Schwachversion, von den wirklich wirksamen Konzentrationen schickte man mir leere Schachteln, obwohl alle diese Präparate frei verkäuflich sind und ich mir von der letzten Ungarnreise sechs Liter einer ungarischen Chlorhexidinlösung (0,2 %) mitgebracht habe, die ich seither regelmäßig, aber mit Unterbrechungen, mit Erfolg zur Verhütung von Karies verwende. Die Nebenwirkungen dieser Substanz halten sich im Vergleich mit den in Zahnarztpraxen üblichen Mitteln und Methoden sehr in Grenzen, deshalb verwundert es etwas, wenn selbst die Hersteller so einen effizienten Karies-Stopper unter der Decke halten. Die Pressestelle des Unternehmens erklärte die Restriktion damit, dass diese Produkte apothekenpflichtig sind.

Mundspülungen gibt es auch für besondere Patientengruppen, beispielsweise Träger von Brackets oder Menschen, die unter ulzerierenden Schleimhautläsionen (Aphten) leiden. Spezielle Wirkstoffkombinationen lindern die Beschwerden und unterstützen die Heilung. Für die Behandlung dieser unangenehm schmerzhaften Stellen wurde sonst stets der bei Apothekern gerade aus der Gunst fallende Höllenstein-Ätzstift (chemisch *Argentum nitricum* bzw. dramatischer *Lapis infernalis*) gezogen, dessen Anwendung zwar nicht gerade als behaglich bezeichnet werden kann, der jedoch das Problem punktgenau und sehr zügig löst. Wenn man Ihnen in der Apotheke von diesem sehr bewährten Mittel abrät, lassen Sie sich einmal die Gründe erklären und entscheiden Sie dann, ob Sie der Empfehlung des Apothekers

folgen oder den Stift lieber im Internet bestellen. Es kann ja sein, dass Sie die Bedenken teilen, die sich daraus ergeben, dass Silbernitrat in höheren Mengen gesundheitsschädlich ist.

Die Zusammensetzung der Mundspülungen, die in Drogeriemärkten erhältlich sind, wird zuweilen als wenig wirksam bezeichnet. Tatsächlich scheint der Fokus der Entwickler gelegentlich mehr auf Farbe und Geschmack gerichtet zu sein, gegen die Besiedlung der Zähne und des Zahnfleischs mit schädlichen Organismen richten solche Produkte meistens nicht viel aus. Ganz anders verhält es sich mit dem bereits erwähnten Chlorhexidin (CHX), das in einer Konzentration von 0,2 % tatsächlich in der Lage ist, einen vollständigen Reset der Mundflora zu bewirken. Ob das gewünscht ist, steht auf einem anderen Blatt und sollte im Zweifelsfall auch Gegenstand der Beratung sein. In der kritischen Patientenliteratur wird Zahnärzten zuweilen unterstellt, dieses Mittel ihren Patienten absichtlich vorzuenthalten. Ein Vergleich seiner wenigen Nebenwirkungen (in der Hauptsache ein Schärfegefühl auf der Zunge und eventuelle leichte Zahnverfärbungen) mit denen der Substanzen, die üblicherweise in Zahnarztpraxen eingesetzt werden, lässt das Mittel ziemlich gut abschneiden: Seine Vorteile überwiegen die Nachteile sehr deutlich. Bei regelmäßiger Verwendung kann CHX zusammen mit einer zucker- und säurearmen Kost die Gefahr von Karies und Parodontitis nahezu vollständig eliminieren. Aus diesem Grund wird in der genannten Literaturgattung kolportiert, der Zahnarzt verwende es selbst und empfehle es seiner Familie. Ob das stimmt, ist bisher nicht empirisch belegt. Fest steht, dass CHX in den Zahnarztpraxen zur Ultima ratio gehört, es wird bei operativen Eingriffen wie auch im Rahmen der professionellen Mundhygiene eingesetzt, normalerweise aber nicht zur dauerhaften Anwendung mit dem Ziel der

Prophylaxe empfohlen. Es ist allerdings auch in dieser Konzentration rezeptfrei und kann im Rahmen der Eigenverantwortung von jedermann gebraucht werden.

Wenn man seinen Zahnarzt oder auch die Hersteller von CHX nach der Anwendung fragt, wird man jedesmal die Antwort bekommen, dass dieses Mittel nicht dauerhaft verwendet werden soll. Denn erstens kann es unschöne braune Verfärbungen hervorrufen, die nach dem Absetzen des Präparats wieder verschwinden. Gleichwohl gibt es auch schon CHX-Spülungen mit einer speziellen Wirkstoffkombination, die diesen Verfärbungen gegensteuert. Und zweitens löscht es nicht nur die schädlichen Mikroorganismen aus der Mundflora, sondern schlichtweg alle. Dies kann die Ausbreitung unerwünschter resistenter Keime sowie von Hefen begünstigen. Gerade dieser zweite Punkt sollte ernstgenommen werden: Eine tägliche Anwendung über einen längeren Zeitraum hinweg ist nicht ratsam.

Wer sich dann doch nicht unbedingt zweimal am Tag dieser Mundspülung aussetzen will, der kann entweder morgens oder abends, je nach Vorliebe, auf eine Mundspülung mit Teebaumöl ausweichen. Das ist nahezu genauso konsequent gegenüber Mikroorganismen, schmeckt aber besser, verfärbt die Zähne nicht und ist eben auch natürlicher. Durch dieses Abwechseln wird das Risiko von Zahnschmelzverfärbungen gebannt.

Eine Möglichkeit des Abwechselns besteht darin, die Mundspülung wochenweise zu wechseln, also eine Woche lang Chlorhexidin, die darauffolgende Woche Kremo 058 oder Listerine, in der dritten Woche Teebaumöl und danach geht es wieder von vorne los. Man kann ebensogut morgens mit Chlorhexidin spülen und abends mit Teebaumöl. Gemäß dem Rat sämtlicher Fachleute mit Ausnahme der Autoren von Ärztehasserbüchern soll Chlorhexidin immer nur zeitlich begrenzt

verwendet werden. Der Patient, der sich daran hält, ist auf der sicheren Seite, ohne dass er nennenswerte Abstriche bei der keimtötenden Wirkung seiner Mundpflege hinnehmen muss. Eine Woche Chlorhexidin und danach mindestens zwei Wochen lang andere sinnvolle Präparate – das ist sozusagen der goldene Mittelweg, wenn man schon Mundspülungen verwenden will oder soll. Nicht wenige Fachleute raten davon ab und verweisen auf die mechanische Reinigung.

> **Gut zu wissen**
>
> Bei der Anwendung von Chlorhexidin ist unbedingt darauf zu achten, dass nicht auch eine Zahncreme mit Natriumlaurylsulfat („Sodium Lauryl Sulfate") zur Anwendung kommt, da beide Substanzen miteinander in Wechselwirkung treten, wodurch die Wirkung von Chlorhexidin deutlich abgeschwächt wird. Da Natriumlaurylsulfat auch Zahnfleischreizungen auslösen kann, sollten Zahncremes mit diesem Schaumbildner überhaupt nicht mehr empfohlen werden.

Der Bereich dieser Mundspülungen ist im Grunde ein Kernthema aller Beratung, weil man als Laie nicht vom Geschmack und Aussehen dieser Lösungen auf ihre Wirkung schließen kann. Doch auch die „chemische Keule" ist kein sicheres Indiz für stärke Wirksamkeit und höheren Nutzen, wie das äußerst simpel formulierte Reinigungswasser „Kremo 058" nahelegt. Es besteht lediglich aus Extrakten von Oregano und den Blättern der Schwarzen Johannisbeere, außerdem Wasser. Das Mittel ist außerdem als Reinigungspastillen zum Lutschen sowie als Reinigungspaste für den Mund erhältlich und das Reinigungswasser wird auch

4

für die Hautpflege und zum Inhalieren empfohlen, außerdem ist auch das Verschlucken unbedenklich. Mir vorliegende Kundenbewertungen sind weit überwiegend positiv, das Mittel wird auch für seine aufhellende Wirkung auf die Zähne sowie für die Heilung langwieriger Wundheilungsstörungen mit einer schmerzhaften Trockenalveole gepriesen. Außerdem wird über eine Wirksamkeit gegen MRSA (Methicillinresistente Staphylococcus-aureus-Bakterienstämme) berichtet und hierzu sogar eine Studie[1] ins Feld geführt. Die Mundreinigungspastillen sind rein pflanzlich und alle Inhaltsstoffe entsprechen der europäischen Öko-Verordnung.

▪ **Näher betrachtet: Kremo 058**

Die Mundreinigungspastillen sind zu 132 Stück in einem braunen Weithalsglas mit Schraubdeckel verpackt. Beim Öffnen, macht sich ein eigenartig würziger Duft bemerkbar, der weder an Oregano noch an Johannisbeerlaub erinnert. Auch geschmacklich ist Kremo 058 wirklich so etwas wie Neuland. Es schmeckt herb und krautig, aber nicht unangenehm. Meine Frau hingegen, obwohl sie Lakritz mag, schätzt diesen Geschmack eher nicht.

Auch das Reinigungswasser verdient sich unmittelbar nach dem Öffnen das leicht zweifelhafte Prädikat, interessant zu riechen. Dieser Duft tendiert in die Richtung einer Tinte aus Naturstoffen, und ungefähr so schmeckt es auch – extrem pflanzlich, dunkel, obskur wie ein Zaubertrank und intensiv wie ein lange gelagerter Rotspon. Man schmeckt ganz deutlich die Verbundenheit dieser Zubereitung mit dem

Boden, auf dem seine Zutaten gewachsen sind. Dass auf den Packungen „100 % Bio" vermerkt ist, hätte man sich eigentlich sparen können, denn das merkt man auch so. Wobei ich den Geschmack keinesfalls als schlecht bezeichnen würde, er ist nur extrem ungewohnt, dabei auch sehr intensiv und deshalb vielleicht für manchen Feinschmecker eine gelinde Überforderung. Ich denke aber, man kann auf den Geschmack kommen, denn Kremo 058 schmeckt nicht nur natürlich, sondern auch ziemlich gesund.

Was mir an Kremo 058 wirklich gut gefällt, ist die Einfachheit der Rezeptur zusammen mit dem fast mystischen Ergebnis. Oft wird gesagt, etwas sei „zusammengebraut", aber hier steht das sofort bildhaft vor dem Anwender. Die Wirkungen dieser Erzeugnisse wurden bereits beschrieben, bei Interesse kann man auch den Hersteller um Anwendererfahrungen bitten. Ich halte diese Präparate für einen wichtigen Schritt in Richtung einer verträglichen und schonenden Mundhygiene, die keine Abstriche an Gründlichkeit macht. Zum Abwechseln nach einer Woche Chlorhexidin eignet sich Kremo 058 nicht nur wegen seiner Natürlichkeit, sondern insbesondere wegen des Geschmacks, der sich vor dem strengen Hintergrund der Chlorlösung geradezu wie eine Delikatesse ausnimmt.

An Präparaten wie denen der Marke Kremo 058 kann man auch sehr gut sehen, wie stark die Wahl des Patienten durch das Image des jeweiligen Produkts beeinflusst wird. Beide Produkte sind nicht gerade billig, punkten aber einerseits mit ihrer genial simplen Zusammensetzung und andererseits mit der Natürlichkeit ihrer Herkunft. Im Fall dieses Herstellers stehen die Erzeugnisse im Licht einer als „urheimisch" bezeichneten, strikt auf die Regionalität der eigenen Abkunft gerichteten Lebens- und Ernährungsweise, somit einer bestimmten, auf die eigene Identität bezogenen Haltung. Die kann

---

1   ▶ https://www.horstboss.de/de/veroeffentlichungen/ tipp-der-woche/mrsa-erreger-fuerchten-wilden-oregano-und-schwarze-johannisbeeren/b57ee049 58634e11a30d30c301c169e1.html,   ▶ https://www. thieme-connect.com/products/ejournals/abstract/10 .1055/s-0033-1357649,   ▶ https://www.paracelsus.de/ magazin/ausgabe/201501/mrsa-krankenhauskeime

man teilen oder auch nicht – der Wirkung dieser Produkte tut es keinen Abbruch. Produkte anderer Hersteller beziehen einen Teil ihres Images aus anderen philosophischen Grundlagen wie etwa der Anthroposophie, der veganen Ernährung oder der ayurvedischen Medizin. Es kommt uns nicht zu, über die Richtigkeit dieser Welt- und Menschenanschauungen zu urteilen, jedenfalls tritt hierdurch stets ein zusätzliches Entscheidungskriterium hinzu, weil Patienten, die mit dem jeweiligen Hintergrund vertraut sind, sich in solchen Produkten emotional heimisch fühlen und je nach Bindungsintensität zu „ihrer" Anschauung gar kein anderes Produkt wählen könnten. Auch hier gilt: Was man gerne anwendet, wirkt gründlicher.

Folgeerkrankungen – Ursachen und Folgen von Zahnschmerzen

Inhaltsverzeichnis

Die Wechselbeziehung zwischen den Zähnen und den Regionen und Organen des Körpers sind noch nicht sehr lange bekannt, wohl auch deswegen etabliert sich gerade neben der wissenschaftlich fundierten Kenntnis von ausstrahlenden Zahnbeschwerden auch ein alternativer Erklärungsansatz aus dem Reich der Fantasterei. Doch der Reihe nach. Entzündungen im Zahnbereich sind schon für sich genommen eine Schmerzquelle, sie können aber auch Schmerzen und Beschwerden in anderen Körpergegenden verursachen. Umgekehrt sollen sich auch Organerkrankungen des Körpers auf bestimmte Zähne auswirken können. In diesem Kapitel werden deshalb diese beiden Bereiche – Schmerzen und Wechselbeziehungen – dargestellt. Dabei geht es auch um unklare und diffuse Beschwerdebilder, bei denen der Gang zum Zahnarzt durchaus die Lösung bringen kann.

5.1 Der Zahnschmerz

Wenn Zähne weh tun, ist die Empfindung meistens relativ genau zu lokalisieren: Es ist ziemlich eindeutig, welcher Zahn die Probleme macht. Der Schmerz kann akut oder chronisch sein, er kann als Reaktion auf einen bestimmten Reiz auftreten oder permanent vorhanden sein. Der Zahnschmerz kann sich als Stechen, Druckgefühl, Pochen oder diffuses Empfinden bemerkbar machen, er spielt sich im Inneren des Zahns oder in tieferen Regionen ab. Menschen mit einer gewissen Zahnschmerzerfahrung können anhand des Schmerzempfindens grob einschätzen, ob der Zahn selbst betroffen ist und welche Region. Dabei kann man sich aber auch täuschen. Dennoch: Die „hellen", ziehenden Schmerzen, die mit einer Pulpitis einhergehen, können von Patienten, die bereits eine durchgestanden haben, sicher wiedererkannt werden, gleiches gilt für den dumpfen Schmerz einer entzündeten Wurzelspitze oder eines Abszesses.

Empfindliche Zahnhälse sind anhand der Schmerzempfindung ebenso sicher zu erkennen wie eine Karies-Kaverne (auch wenn es natürlich sehr oft Karies ohne Schmerzreiz gibt). Der Schmerz des absterbenden Zahnnervs wird als dumpf und pochend beschrieben. Zahnschmerzen können auch durch gesunde Zähne verursacht werden, wenn sie etwa durch ihr Wachstum auf andere Zähne drücken. Zahnfehlstellungen können dafür ebenso verantwortlich sein wie durchbrechende Weisheitszähne. In allen Fällen einer konkreten Schmerzbelastung ist immer der Zahnarzt aufzusuchen, der die Ursache feststellen und geeignete Maßnahmen treffen kann. Gerade im kieferorthopädischen Bereich kann da viel bewirkt werden, zugleich ist aber auch viel Schaden durch Versäumnis möglich. Bei Schmerzen also immer: Zahnarzt.

Die Zähne können jedoch nicht nur im Mund Schmerzen verursachen, sondern auch in andere Bereiche des Körpers ausstrahlen. Der nächstliegende Bereich ist der Kopf: Kopfschmerzen können sowohl durch Zähneknirschen (Bruxismus) als auch durch eine Fehlstellung der Kiefer und der Unterkiefermuskulatur ausgelöst werden. Wenn ein Weisheitszahn in seinem Wachstum auf einen Nerv drückt oder wenn sich in seiner Umgebung eine Entzündung entwickelt, kann dies ebenfalls zu Kopfschmerzen führen, genauso wie eine Wurzelspitzenentzündung. Bei Kopfschmerzen, für die sich zunächst keine Ursache finden lässt, sollte also stets auch an mögliche Zahnprobleme gedacht werden.

Ein weiterer unmittelbar benachbarter Bereich sind die Nasennebenhöhlen. Manche Wurzelspitzen der oberen Zähne reichen bis in diese Höhlen hinein. Im Falle einer unbehandelten Pulpitis und anschließendem Absterben des Nervs kann sich hier direkt eine Entzündung entwickeln, die unbehandelt zu einer größeren Episode werden kann. Das ist der Haupt-

grund, weshalb man eine solche Wurzel-
entzündung insbesondere im Oberkiefer
nie auf die leichte Schulter nehmen sollte.
Doch für Probleme mit den Nasennebenhöhlen bedarf es nicht zwingend dieser
Vorerkrankung. Es genügt bereits, wenn
sich krankheitserregende Bakterien aus der
Mundhöhle hier oben ansiedeln. Starke,
drückende Kopfschmerzen können dann
ein erstes Symptom für eine Nebenhöhlen-
entzündung sein. Diese Schmerzen treten
allerdings auch gelegentlich bei einer
Grippe auf und klingen dann wieder ab.
Bleiben die Beschwerden, ist der Zahnarzt
zu konsultieren. Auch Nacken- und Ohrenschmerzen stehen nicht selten mit den
Zähnen in Zusammenhang, nicht nur aufgrund ihrer unmittelbaren Nachbarschaft
zueinander, sondern gerade auch, weil sie
durch Nerven und Gefäße miteinander
verbunden sind. Zahnprobleme können
deshalb immer auch den Kopf anfechten.
Patienten, die über rätselhafte Beschwerden
im Kopf klagen, sollten deshalb immer
auch danach befragt werden, wann sie das
letzte Mal beim Zahnarzt waren.

Stetig vorhandene, also chronische
Zahnschmerzen sind normalerweise auf
chronische Entzündungen zurückzuführen,
die auch dann vorhanden sind, wenn sie
gerade einmal nicht weh tun. Da in vielen
Fällen eine Selbstheilung nicht möglich ist,
etwa weil die Zähne nicht an das Lymphsystem angeschlossen sind, kann ohne eine
Beseitigung der Ursache die Entzündung
nicht gestoppt werden und folglich bleibt
auch der Schmerz. Bleibt er über einen
längeren Zeitraum unbehandelt, kann es
passieren, dass er auch dann noch bestehen
bleibt, wenn die Ursache behandelt worden
ist (Schmerzgedächtnis). Wichtiger ist
jedoch, dass die Entzündung mit Krankheitserregern zu tun hat, die sich von
diesem Herd aus in andere Körperregionen
ausbreiten können. Eine Beherdung wirkt
dann wie der Brückenkopf eines Angreifers,
von dem aus weitere Bereiche erobert
werden können. Das „Ausstrahlen" von

Zahnschmerzen ist also keineswegs nur
eine Sache des Patientenempfindens oder
der Psychosomatik, sondern hat in vielen
Fällen ein handfestes mikrobielles Funda-
ment, vor allem dann, wenn eine Pulpitis
unbemerkt erfolgt ist und die Krankheitserreger sich dort in aller Ruhe etablieren
konnten. In diesem Zusammenhang ist es
erwähnenswert, dass Schmerzen immer ein
Warnsignal des Körpers sind. Es ist falsch,
sie mit Schmerzmitteln ruhigzustellen, und
es ist richtig, ihrer Ursache auf den Grund
zu gehen und diese Ursache abzustellen.

Um nicht falsch verstanden zu werden:
Ist die Ursache geklärt, dann haben auch
Schmerzmittel ihre Berechtigung, etwa
nach einer zahnärztlichen Behandlung. Sie
können aber nicht die Untersuchung durch
den Zahnarzt ersetzen, schon gar nicht
eignen sie sich als Dauermedikation.

Die Ausstrahlung von Zahnbeschwerden
in andere Körperbereiche ist aber auch
nicht zwingend mit dem Einfall von Krankheitserregern zu erklären, wenngleich sich
Bakterien, die erst einmal die Blutgefäße im
Zahn oder im Zahnfleisch erreicht haben,
von dort aus leicht im ganzen Körper ausbreiten können. Beschwerden können
durchaus auch durch Schmerzen ausgelöst
werden, und diese Schmerzen strahlen
auch „einfach so" über das Nervennetz
in andere Regionen des Organismus aus.
Das macht die Sache so diffizil, vor allem
macht es die Eingrenzung der Ursachen
ziemlich kompliziert. Zwischen Patient und
Apotheker kann vieles besprochen werden,
letztlich geschieht es aber auf Verdacht,
wenn man in diesem Zusammenhang die
Zähne anspricht. So können beispielsweise
Rheuma, Rückenbeschwerden und sogar
Herzinfarkte sowohl auf Entzündungen im
Zahnbereich als auch auf Zähneknirschen
zurückgeführt werden, wenn nicht andere
Ursachen festgestellt werden können. Auch
Knieprobleme, Bluthochdruck und Entzündungen der Lungen oder der Gelenke
können durch Zahnprobleme verursacht
werden.

5

Dennoch bleibt die Hauptursache „ausstrahlender" Beschwerden der abgestorbene Zahnnerv, durchaus auch nach bereits erfolgter Wurzelkanalbehandlung. Wenn dort ein kleines Stückchen toten Gewebes unsaniert verbleibt, reicht es bereits für die Ausbreitung von Krankheitserregern aus. Erreichen diese erst einmal das Lymphsystem, gleicht das einem Freifahrtschein durch den ganzen Körper. Bei geschwächtem Abwehrsystem kann es ihnen gelingen, sich in Organe auszubreiten, von denen niemand annehmen würde, dass sich mit den Zähnen im Beziehung stehen. Es gibt nachgewiesene Zusammenhänge zwischen abgestorbenen Wurzeln und Beschwerden des Rückens, der Prostata oder auch der Blase. Doch nicht nur Zahnwurzelentzündungen können sich in dieser Weise auf die Gesundheit des ganzen Menschen auswirken, sondern auch Entzündungen des Zahnfleischs und des Zahnhalteapparats (Gingivitis/Parodontitis). Über Nervenbahnen und Blutgefäße wandern die Krankheitserreger weiter und bilden dann „irgendwo" einen Infektionsherd, der sich in manchen Fällen gewaschen hat. Die Folge können auch Herz-Kreislauferkrankungen sein, etwa die koronare Herzkrankheit, Herzinfarkt, Herzbeutelentzündung und ähnliches. Die Entzündungsstoffe, die vom Körper als Gegenmaßnahme gebildet werden, zirkulieren im Kreislauf und können zur Verhärtung der Gefäße führen. Die statistische Wahrscheinlichkeit, einen Herzinfarkt zu bekommen, verdoppelt sich bei bestehender Parodontitis aus diesen Gründen, die Gefahr einer Frühgeburt steigt sogar um das 7,5-fache. Die Hauptgefahr geht von allen Entzündungen aus, die nicht bemerkt werden, weil sie etwa ohne Schmerzen und Blutungen einhergehen. Auch deshalb ist die regelmäßige zahnärztliche Kontrolle so wichtig.

Es gibt außerdem eine Wechselbeziehung zwischen Parodontitis und Diabetes, und zwar in umgekehrter Richtung: Ist die Zuckerkrankheit nicht erkannt oder ist der Patient nicht richtig eingestellt, so ist das Auftreten einer Parodontitis wahrscheinlicher. Durch die Parodontitis wird wiederum der Blutzuckerspiegel ungünstig beeinflusst. Solange die Entzündung nicht kuriert ist, kann man auch den Blutzuckerspiegel nicht richtig regeln.

5.2 Craniomandibuläre Dysfunktion

Fehlstellungen im Kiefer können Schmerzen auslösen, die sich durch den Körper fortpflanzen, weil sie zu Verspannungen und Fehlhaltungen führen. Daraus resultieren dann Nacken-, Rücken- oder Knieschmerzen, es gibt auch eine Wechselbeziehung bei Wirbelveränderungen im Hals und Nacken. Wenn auch der Trigeminusnerv beeinflusst wird, kann sich dies in einer Migräne äußern. Die Fehlstellung und Fehlfunktion des Kieferapparats wird als Craniomandibuläre Dysfunktion (CMD) bezeichnet, sie kann bei vielen unklaren Beschwerden als mögliche Ursache in Betracht gezogen werden, aufgrund der Wechselbeziehungen mit dem Mittelohr auch bei nachlassendem Gehör, bei Tinnitus, Kopf- und Ohrenschmerzen oder auch Schwindel. Jeder dritte Tinnitus-Patient ist nach Verwendung einer Aufbissschiene auch von dem Piepsgeräusch befreit. Kieferfehlstellungen können aber auch zu einem Knacken und Reiben im Kiefergelenk führen und im Extremfall eine Kiefergelenksarthrose nach sich ziehen. Wenn sie lediglich das nächtliche Schnarchen auslösen, ist das noch ein kleineres Übel. Auch bei Augenschmerzen und Augenflimmern sollte man eine zahnärztliche Untersuchung (Bisszustand) erwägen.

- Was hat es mit der Craniomandibulären Dysfunktion (CMD) auf sich?

Kurz gesagt, passt bei den Menschen mit einer CMD die Zahnsituation (Zusammenbiss) nicht zur Situation der

Kiefergelenke. Oft wird dieser Unterschied kompensiert, in diesem Fall treten keine oder kaum beachtete Beschwerden in Erscheinung. Unter Stress ist jedoch eine Dekompensation möglich, die wie bei den Fällen, in denen keine Kompensation gegeben ist, zu einer Vielzahl von Problemen führen kann.

Die Bezeichnung „craniomandibulär" bezieht sich auf den Entstehungsort der Störung zwischen dem Cranium (Schädel) und der Mandibula (dem Kiefer). Hier laufen die sehr komplexen Vorgänge des Kauens und Sprechens ab, an ihnen sind der Ober- und der Unterkiefer, die Gelenke sowie die Kaumuskulatur beteiligt. Die Fehlfunktion dieses Systems (Dysfunktion) ist die Ursache für die Beschwerden. Sie muss zunächst disgnostiziert und dann nach Möglichkeit behoben werden.

Zu den Symptomen einer CMD können ganz verschiedenartige Beschwerden gehören, die dann auch von Fachärzten zuweilen falsch eingeschätzt und deshalb falsch behandelt werden. Denn wer denkt bei Kopf- oder Rückenschmerzen schon an eine Fehlfunktion des Kauapparats?

Es ist deshalb wichtig, bei den folgenden Beschwerden auch eine CMD-Abklärung zu erwägen:

- Unklare Schmerzen und Verspannungen im Gesicht, Kopf, Kiefergelenk, Nacken, Schultern oder Rücken
- Schluckbeschwerden
- Schmerzen oder Knacken im Ohr, besonders beim Kauen, Tinnitus, Schwindelanfälle
- Veränderung der Stimme oder der Mundöffnung
- Zahnschmerzen, lockere oder abgeschliffene Zähne
- Taubheitsgefühle in den Armen oder Fingern, Knieschmerzen

Das häufigste und verbreitetste CMD-Symptom ist ein Spannungskopfschmerz vom Hinterkopf bis in den Nacken- oder Schulterbereich. Ein Hinweis auf CMD kann auch darin liegen, dass bisherige, konventionelle Behandlungsmethoden wirkungslos geblieben sind und selbst Mediziner keine Erklärung für die Beschwerden gefunden haben. In solchen Fällen kann CMD die Ursache sein (muss es aber nicht). Bei einem einschlägig ausgebildeten Kieferorthopäden oder Zahnarzt kann man feststellen lassen, ob eine CMD vorliegt. Die Untersuchung ist mehrstufig und kann mit einem einfachen Schnelltest beginnen, bei dem man links und rechts auf einen Holzspatel beißt. Aus der Stellung der Spatel kann man bereits Aussagen über die Passung des Ober- und Unterkiefers ableiten. Eine klinische und manuelle Funktionsanalyse erlaubt weiterreichende Aussagen über das Zusammenspiel der Komponenten des Schädel-Kiefer-Systems. Auch diese Untersuchung kommt ohne technische Geräte aus. Möglicherweise wird jedoch noch eine weitergehende Funktionsanalyse notwendig sein, bei der dann auch Technik eingesetzt wird, beispielsweise ein Artikulator (Kausimulator) oder bildgebende Verfahren wie Röntgen- oder Magnetresonanzaufnahmen.

Kurzum: Ob man eine CMD hat oder nicht, kann sehr exakt festgestellt werden. Die Untersuchung tut nicht weh, braucht aber etwas Zeit, weil sie auch Fragen nach der Lebensweise, nach Stressfaktoren usw. einschließt. Eine Form der Behandlung kann in der Anpassung einer speziellen Schiene für die Nacht liegen, die schon bald die Beschwerden lindert. Außerdem werden Diagnose und Therapie in Zusammenarbeit mit anderen Fachleuten entwickelt, also z. B. mit dem klassischen Orthopäden. Man sollte allerdings wissen, dass die CMD-Untersuchung keine Kassenleistung ist. Auch hier haben wir ein Beispiel für die schon im Zusammenhang mit Wurzelbehandlungen erwähnte Tatsache, dass die Medizin auf dem aktuellen Stand mehr kostet als die Minimalversorgung im Kassensystem. Aber wenn man dadurch Beschwerden los wird, die man andernfalls jahrelang mit sich herumträgt, ist das Geld gut angelegt.

> **Gut zu wissen**
>
> CMD besteht darin, dass Zahn- und Kiefergelenksystem nicht zueinander passen, was zu einer Verspannung der beteiligten und benachbarten Muskeln führt, um die falsche Kieferposition auszugleichen. Ursachen können Zahnfehlstellungen und psychische Belastungen sowie das Knirschen (Bruxismus) sein. Auch können Haltungsschäden, Beckenschiefstand und lange zurückliegende Unfälle zu einer CMD führen. Körperliche und seelische Faktoren (Stress) wirken sich auf Entstehung und Verlauf der CMD aus. Betroffen sind davon etwa 20 % der Bevölkerung, die besonders beanspruchte Altersgruppe zwischen 40 und 50 Jahren bildet einen Schwerpunkt.

5.3 Wirkungen von Füllmaterialien

Ein weiterer Bereich, der sich höchst negativ auswirken kann, ist die allergische Reaktion auf Füllmaterialien. Hierdurch können Durchfall, Herzrhythmusstörungen, Schlafstörungen, Schwindel, Sehstörungen und Gelenkschmerzen ausgelöst werden, ebenso natürlich Entzündungen in der Mundhöhle. Wenn gegenüberliegende Zähne mit verschiedenen Metallen gefüllt sind, kann zwischen ihnen ein elektrischer Strom fließen, der ebenfalls Beschwerden auslösen kann. Amalgamfüllungen enthalten überdies das hochgiftige Schwermetall Quecksilber, das einerseits Allergien auslösen, andererseits aber auch zu einer chronischen Schwermetallbelastung führen kann. Vor allem das Einbringen, aber auch die Entfernung solcher Füllungen geht mit einer hohen Giftbelastung einher. Patienten, die sich von dieser Belastung einigermaßen befreien möchten, können auf diverse Ausleitungskuren hingewiesen werden, beispielsweise mit Zeolith oder Bentonit des Herstellers Zeobent. Auch Kompositfüllungen werden inzwischen kontrovers diskutiert, allerdings wurde ihre angebliche Schädlichkeit bisher noch nicht wissenschaftlich belegt. Palladiumkronen, wie sie früher verwendet worden sind, führen in vielen Fällen zu Zahnfleischentzündungen.

- **Näher betrachtet: Detox-Pulver von Zeobent**

Im Zusammenhang mit schädlichen Zahnfüllungen (v. a. Amalgam) stellt sich immer wieder die Frage, wie man die Schadstoffbelastung des Körpers vermindern und nach Möglichkeit die Giftstoffe entfernen kann. Hierfür werden Verfahren angeboten, bei denen die Schadstoffe durch mineralische Substanzen gebunden und so aus dem Körper gebracht werden. Inwieweit diese Überlegungen schlüssig und die Verfahren wirksam sind, soll hier nicht erörtert werden – Pharmazeuten können diese Vorgänge ohnehin beurteilen und es sind im Internet auch Hintergrundinformationen zu diesem Themenkreis zu finden.

Entscheidend ist hier, wie sich die Erzeugnisse dieses Anbieters von anderen, ähnlichen Produkten unterscheiden und welchen Nutzen das haben kann. Zeobent vertreibt zwei Grundprodukte, nämlich die natürlichen Vulkanmineralien Zeolith und Bentonit. Diese Stoffe sollen im Magen-Darm-Trakt Schadstoffe binden und aus dem Körper ausleiten. Zeolith (Klinoptilolith) wird laut Herstellerangaben bereits seit der Antike verwendet. Bentonit ist ein Tonmineral aus Vulkanasche und hat eine andere Mineralstruktur als Zeolith. Es soll einen Gelfilm bilden, der sich beruhigend auf die Magen- und Darmschleimhäute legt. Bei empfindlichem Darm soll sich Bentonit besser zur Entgiftung eignen. Die beiden Substanzen werden außerdem als Mischung angeboten und sollen sich in ihrer Wirkung ergänzen und verstärken. Außerdem wird Zeolith auch als ultrafeines Pulver angeboten, das aufgrund seiner größeren Oberfläche niedriger dosiert werden kann. Diese Produkte werden in Apothekenqualität, als Medizinprodukt geprüft, zertifiziert und von einer staatlich benannten Stelle überwacht angeboten.

Der Anbieter hat ferner eine Zahncreme mit Zeolith im Programm, die kein Fluorid enthält und durch die Zugabe von Xylitol eine hemmende Wirkung auf kariesverursachende Bakterien wie *Streptococcus mutans* hat. Außerdem enthält sie mit Pfefferminzöl eine weitere nützliche Zutat. Leider enthält die Verpackung keine Angaben über den RDA-Wert, der allerdings besonders interessant wäre, damit man erkennen kann, wie sich die Zugabe von Zeolith auf das Abrasionsverhalten auswirkt. Die Mohshärte von Klinoptilolith beträgt 3,5 bis 4 und liegt damit unter der Härte des natürlichen Zahnschmelzes. Trotzdem kann sich das Mineral als Schleifkörper durchaus auf die Zahnoberfläche auswirken, und zwar negativ.

Wen das nicht schreckt, der bekommt mit Zeolith-Zahncreme ein Geschmackserlebnis wie aus den ersten Jahren der DDR. Ich bin ein großer Freund dieser Mineralstoffe, sie sind aber wirklich keine Delikatesse. Und wenn man sich damit die Zähne putzt, weiß man in etwa, was ein Rochen schmeckt, der den tonigem Meeresboden abgründelt. Diese Zahncreme enthält zudem kein Fluorid, es ist auch deshalb sehr fraglich, ob man sie wirklich empfehlen kann. Wenn wenigstens der RDA-Wert bekannt wäre, könnte man einschätzen, wie sanft sie zu den Zähnen ist bzw. ob ihre Wirkung nicht überwiegend auf Abrasion beruht.

Doch auch „rückwärts" wird inzwischen eine Auswirkung von Organerkrankungen auf den Zustand der Zähne angenommen, und zwar bestimmter Zähne. Das Erklärungsmodell ist ähnlich aufgebaut wie das der Fuß-Reflexzonen oder der Reizpunkte in der Akupunktur: Bestimmte Zähne, Zahnfleisch- und Knochenbereiche sollen nach diesem Erklärungsmodell mit bestimmten Organen oder Körperteilen in Beziehung stehen. Dadurch sollen Krankheiten besser erkannt und erklärt werden können, woraus sich bessere, ursächliche Behandlungsmethoden ergeben sollen. Die Grundlagen hierzu ergeben sich durch die Zuordnung der Zähne zu den fünf Funktionskreisen der Traditionellen Chinesischen Medizin. Es ist deshalb folgerichtig, dass auch schon „Mundakupunktur" angeboten wird, um Körperleiden zu kurieren.

Die Basis dieses diagnostischen Systems beruht auf eher philosophischen Annahmen von fließenden Energien, sie sind unbewiesen – und nebenbei: In der ursprünglichen chinesischen Heilkunde wurde den Zähnen gar nicht so große Beachtung geschenkt, schon gar nicht ihren Verbindungen mit Organen. Hierfür eigneten sich die zahlreichen über die Haut verteilten Akupunkturpunkte wesentlich besser. Das in diesem Zusammenhang postulierte „Meridiansystem der Zähne nach Voll und Kramer" ist ein pseudomedizinisches Konzept, dessen Aussagen über die Zusammenhänge zwischen einzelnen Zähnen und den sogenannten Meridianen und Körperakupunkturpunkten als völlig hypothetisch anzusehen sind. Im Rahmen dieses diagnostischen Konzepts werden beispielsweise Organleiden auf Zahnherde zurückgeführt, die dort nicht feststellbar sind. Unerklärliche Entzündungen werden zu angeblich abgestorbenen Zähnen in Beziehung gesetzt, obwohl deren Zustand gesund und lebendig sein kann. Im Zusammenhang mit diesem Erklärungsmodell ist gelegentlich vom Odonton die Rede, womit Zähne und Zahnhalteapparat als autonomes

Teilsystem bezeichnet werden. Dieser außermedizinische Begriff ist unwissenschaftlich und innerhalb der Zahnheilkunde nicht etabliert.

Das Problem an philosophischen oder spirituellen Medizinrichtungen dieser Art ist, dass sie Fakten mit Fantasie mischen, bis irgendwann nicht mehr erkennbar ist, was davon glaubwürdig ist und was nicht. Die „Herdtheorie", wonach Erkrankungen der Zähne zu Beschwerden in ganz anderen Körperregionen führen können, ist nicht falsch, sie lässt sich wissenschaftlich untermauern und geht von den oben genannten Ausbreitungen der Krankheitserreger aus oder hat mit sich fortpflanzenden Verspannungen zu tun. Auch wenn beispielsweise Diabetes oder Herzinfarkt durch Parodontitis begünstigt werden, was durch Studien genau erwiesen wurde und physiologisch erklärbar ist, hängen aber nicht einzelne Zähne strikt in einer Wechselbeziehung mit bestimmten Organen, wie sie ihnen von Voll und Kramer zugeordnet worden sind. Demnach wären die Weisheitszähne mit dem Herzen verbunden, die Seitenzähne mit dem Magen und den Nasennebenhöhlen, die Zähne hinter den Eckzähnen mit der Lunge, die Eckzähne mit Leber und Gallenblase und die Schneidezähne mit Nieren, Blase und Genitalien. Durch so präzise Zuordnungen wird sogar das Gegenteil dessen erreicht, was man sich eigentlich von der Herdtheorie versprochen hat: Statt generell nach Zahnproblemen zu suchen, wenn sich Körperbeschwerden anders nicht erklären und auch nicht behandeln lassen, fixiert man sich „nur" auf den Darm oder die Leber, wenn ein bestimmter Zahn auffällig ist, oder sucht nur bei den wenigen vorgeschriebenen Zähnen, wenn die Beschwerden im Körper auf ein Organ eingegrenzt werden können. Ganzheitlich ist das eben nicht, und deshalb sollte es auch nicht empfohlen werden.

Serviceteil

Herstellerverzeichnis

Ajona/Dr. Rudolf Liebe Nachf. GmbH
& Co. KG, Postfach 10 02 28, 70746
Leinfelden-Echterdingen
Tel: +49 (0)711 758 57 79-11
Fax: +49 (0)711 758 57 79-26
service@drliebe.de

Aminomed/Dr. Rudolf Liebe Nachf.
GmbH & Co. KG, Postfach 10 02 28,
70746 Leinfelden-Echterdingen
Tel: +49 (0)711 758 57 79-11
Fax: +49 (0)711 758 57 79-26
service@drliebe.de

Apacare/Cumdente GmbH,
Paul-Ehrlich-Straße 11, 72076 Tübingen
Tel.: +49 7071 9 75 57 21
Fax: +49 7071 9 75 57 22
info@cumdente.de
▶ www.cumdente.de

Ballistol GmbH, Ballistolweg 1, 84168
Aham
Tel.: +49 8744 96 99 0
Fax: +49 8744 96 99 96
info@ballistol.de
▶ www.ballistol.de

Caleo, Caesar & Loretz GmbH,
Herderstraße 31, 40721 Hilden
Tel.: +49 2103 49 94-0
info@caleo.de
▶ www.caleo.de

Chlorhexamed/Glaxo Smith Kline GmbH
& Co. KG, Prinzregentenplatz 9, 81675
München
Tel.: + 49 89 360 44 0
Fax: + 49 89 360 44 8000
produkt.info@gsk.com

Copal-F/Dental Südheide, Zur Kalten
Kirche 19, 29320 Südheide
Tel.: +49 5052 9110481

info@dental-suedheide.com
▶ www.dental-suedheide.de

Copal-F/Prevest Denpro Limited, 38,
Industrial Estate, Digiana, Jammu –
180010 (India), Export Promotion
Industrial Park, Bari Brahmana, Jammu –
181133 (India)
info@prevestdenpro.com
prevestindia@gmail.com
customercare@prevestdenpro.com

Curaden Germany GmbH, Industriestraße
2-4, 76297 Stutensee
Tel: +49 7249 913 0 610
Fax: +49 7249 913 0 619
kontakt@curaden.de
▶ www.curaden.de

Dr. Best/Glaxo Smith Kline GmbH &
Co. KG, Prinzregentenplatz 9, 81675
München
Tel.: + 49 89 360 44 0
Fax: + 49 89 360 44 8000
produkt.info@gsk.com

Elmex/CP GABA GmbH, Beim Strohhause
17, 20097 Hamburg
Tel: 0800-725 6654
cpgaba@gaba.com
▶ www.elmex.de

Emmi Ultrasonic GmbH, Gerauer Straße
34, 64546 Mörfelden-Walldorf
Tel.: +49 6105 406 794
Fax: +49 6105 406 781
info@emmi-ultrasonic.de
▶ www.emmi-ultrasonic.de

Gum/Sunstar   Deutschland   GmbH,
Aiterfeld 1, 79677 Schönau
Kremo 058/Naturprodukte Dr. Pandalis
GmbH & Co. KG, Füchtenweg 3, 49219
Glandorf

Tel.: +49 5426 3481
Fax: +49 5426 3482
info@pandalis.com
► www.pandalis.de

Listerine/Johnson & Johnson GmbH, Johnson & Johnson Platz 2, 41470 Neuss
info@listerine.de
► www.listerine.de

Meridol/CP GABA GmbH, Beim Strohhause 17, 20097 Hamburg
Tel: 0800-725 6654
cpgaba@gaba.com

Odol/Glaxo Smith Kline GmbH & Co. KG,
Prinzregentenplatz 9, 81675 München
Tel.: + 49 89 360 44 0
Fax: + 49 89 360 44 8000
produkt.info@gsk.com

Olbas/Walther Schoenenberger
Pflanzensaftwerk GmbH & Co. KG,
Hutwiesenstraße 14, 71106 Magstadt
Tel.: +49 7159 403-0
Fax: +49 7159 403-180
info@wschoenenberger.de
► www.schoenenberger.com

One Drop Only Chemisch-pharmazeutische
Vertriebs-Gesellschaft mit beschränkter
Haftung, Stieffring 14, 13627 Berlin
Tel.: +49 30 3467090-0
info@onedroponly.de
► www.onedroponly.de

Oral-B/Procter & Gamble Germany GmbH
& Co. Operations oHG, Sulzbacher
Straße 40–50, 65824 Schwalbach am
Taunus
Tel.: +49 6196 89-01
Fax: +49 6196 89 4929

Parodontax/Glaxo Smith Kline GmbH &
Co. KG, Prinzregentenplatz 9, 81675
München
Tel.: + 49 89 360 44 0
Fax: + 49 89 360 44 8000

produkt.info@gsk.com

Pearls & Dents/Dr. Rudolf Liebe Nachf.
GmbH & Co. KG, Postfach 10 02 28,
70746 Leinfelden-Echterdingen
Tel: +49 (0)711 758 57 79-11
Fax: +49 (0)711 758 57 79-26
► service@drliebe.de

Philips GmbH Market DACH,
Röntgenstraße 22, 22335 Hamburg
Tel. +49 40 28 99 0
info@philips.com

Primavera Life GmbH, Naturparadies 1,
87466 Oy-Mittelberg
Tel. +49 8366 8988 0
info@primaveralife.com
► www.primaveralife.com

Sensodyne/Glaxo Smith Kline GmbH &
Co. KG, Prinzregentenplatz 9, 81675
München
Tel.: + 49 89 360 44 0
Fax: + 49 89 360 44 8000
produkt.info@gsk.com

Taoasis GmbH, Natur Duft Manufaktur,
Dahlbrede 3, 32758 Detmold
Tel.: +49 52 31 45 989 0
Fax: +49 52 31 45 989 22
► www.taoasis.com

Tebodont/Dr. Wild & Co. AG, Hofacker-
straße 8, CH-4132 Muttenz
Tel.: +41 61 279 90 00
info@wilpharma.com

Waterpik Mundduschen/Dentaid GmbH,
Besselstraße 2–4, 68219 Mannheim
Tel.: +49 621 842597-0
service@dentaid.de
► www.dentaid.de

Zahnpflegekaugummi Baders Protect Xylit/
BADERs Gesundheit, EPI-3 Healthcare
GmbH, Eysseneckstraße 4, 60322
Frankfurt a. M.

presse@baders-gesundheit.de
▶ www.baders-gesundheit.de

Zahnpflegekaugummi Birkengold Xyligum
/ Birkengold GmbH, Baesbergstraße 1,
A-3202 Hofstetten-Grünau
Tel.: +43 2236 48208
office@birkengold.at
▶ www.birkengold.at

Zahnpflegekaugummi KauX/Getaplus
GmbH, Südhang 8, 56370 Dörsdorf
Tel.: +49 6486 9002857
Fax: +49 6486 903501
info@getaplus.de
▶ www.getaplus.de

Zahnpflegekaugummi Miradent Xylitol/
Hager & Werken GmbH & Co. KG,
Postfach 10 06 54, 47006 Duisburg,
Ackerstraße 1, 47269 Duisburg
Tel.: +49 203 99 269-0
Fax: +49 203 29 92 83

info@hagerwerken.de
▶ www.hagerwerken.de

Zahnpflegekaugummi Xucker Xummi/
Xucker GmbH, Bessemerstraße 80,
12103 Berlin
Tel.: +49 30 120 84 33 0
Fax: +49 30 5360 5877
info@xucker.de
▶ www.xucker.de

ZeoBent Handels GmbH, Weißen 2, 07407
Uhlstädt-Kirchhasel
Tel.: +49 36742 673937
info@zeolith-bentonit-versand.de
▶ www.zeolith-bentonit-versand.de

Stichwortverzeichnis

A

Abmagerungskur 27
Abrasion 73–76, 78, 93
Abszess 20, 21, 23, 27, 28, 88
Abszessbehandlung 62
*Actinobacillus
    actinomycetemcomitans* 26, 60
*Aggregatibacter
    actinomycetemcomitans* 26
Ajona 7, 24, 25, 36, 76, 78, 79
Akku 38
Aktivkohle 4, 5, 56, 72, 77
Alkohol 24, 27, 28, 34, 59, 69
Alzheimer-Krankheit 23
Amabrush 2, 3
Amalgam 92
Amelogenesis imperfecta 18
Aminfluorid 60, 68, 74
Anisöl 63
Antibiotika 26, 28
Apacare 70
Aphte 22–24, 57, 82
Aphthose, chronisch
    rezidivierende 23
Argentum nitricum 82
Arzneimittel 27
Atem 22, 27, 28, 37, 53, 57, 58,
    68, 69
Äthanol 23, 60
Ausstrahlung 88–90

B

Bacteroides forsythus 26
Bakterien 5, 6, 14, 16–20, 22, 23,
    25, 26, 29, 32, 37, 43, 49, 51, 52,
    59, 60, 67, 70, 75, 80, 89, 93
Ballaststoffe 26
Ballistol 50, 63
Basler Öl 59
Baumharz 56, 64, 69
Beherdung 89
Bestrahlung 23, 34, 35, 75
Bienenwachs 64
Biofilm 14–16, 24, 60, 80
Birkenzucker 5
Bisabolol 25
Bleichen 75
Bluthochdruck 89
Bohrer 56

Brackets 50, 51, 62
Bruxismus 88, 92
Buttersäure 27

C

Calcium 5, 6, 10, 67
Calciumcarbonat 73
Caleo 61
Candida albicans 19
Carbonsäure 27
Cardamom 57
Caries profunda 19
Cetylpyridiniumchlorid 28
Chemotherapie 34
China-Krone 13
Chlor 32
Chlorhexamed 81
Chlorhexidin 19, 23, 28, 29, 32,
    33, 51, 59, 80–84
Cineol 59
CMD (Craniomandibuläre Dys-
    funktion) 90–92
Copal-F 68, 69
Cortison 34
Craniomandibuläre Dysfunktion
    (CMD) 90

D

Darmerkrankung 24
Demineralisierung 19, 22, 67
Dentalsonde 48, 52
Dentaltourismus 11
Dentin 10, 13, 18, 19, 67, 69
Dentintubuli 71
Dextran 16
Diabetes 26, 27, 34, 90, 94
Diamantpulver 71, 73
Diät 28
Dimethylsulfid 27

E

Eiterbildung 23, 26
Endotoxin 20
Entzündung 6, 10, 20–22, 25, 27,
    34, 44, 51, 52, 63, 72, 88–90,
    92, 93

Ernährung 2, 4, 5, 10, 14, 16, 19,
    26, 32, 37, 46, 51, 57, 84
Ernährungsumstellung 19, 27, 57
Erstdiagnose 48, 52
Erythrit 5, 6
Eukalyptol 59

F

Fake Braces 26
Färbetablette 58
FDI-Schema 11
Fibrinbelag 23
Fichtenharz 64
Flavonoid
– Theaflavin 17
Fluor 2, 32, 66
Fluorapatit 67, 70
Fluorid 2, 4, 5, 19, 25, 33, 36, 37,
    61, 66–72, 74, 75, 77, 78, 80,
    81, 93
Fluoridierung 66, 67, 69, 71
Fluoridlack 68, 69
Fluorose 68
Fluorphosphat 68
Foetor ex ore 27
Folgeerkrankung 88
Formaldehyd 21
Füllmaterial 19, 92

G

Gelenkschmerz 92
Geraniol 59
Gewürze 19, 24, 34
Giftstoff 20, 62, 72, 92
Gingivitis 14, 17, 22, 23, 25, 26, 90
Gingivostomatitis herpetica 23
Gips 53
Glukose 27, 28
Glycerin 73

H

Halimeter 28
Halitophobie 28
Halitosis 22, 23, 26, 27
Handzahnbürste 35–38
Heliobacter pylori 28
Herzarrhythmie 68

Printed in the United States
By Bookmasters